世界科普巨匠经典译丛·第三辑

护理札记
HULI ZHAJI

女人一生必读书

（英）南丁格尔 著　丁荣立 译

上海科学普及出版社

图书在版编目（CIP）数据

护理札记：女人一生必读书 /（英）南丁格尔著；丁荣立译 . —上海：上海科学普及出版社 ,2014.2

（世界科普巨匠经典译丛 · 第三辑）

ISBN 978-7-5427-5876-7

Ⅰ . ①护… Ⅱ . ①南… ②丁… Ⅲ . ①护理学－普及读物 Ⅳ . ① R47-49

中国版本图书馆 CIP 数据核字 (2013) 第 222290 号

责任编辑：李 蕾

世界科普巨匠经典译丛 · 第三辑
护理札记
女人一生必读书

（英）南丁格尔 著　丁荣立 译
上海科学普及出版社出版发行
（上海中山北路 832 号 邮编 200070）
http://www.pspsh.com

各地新华书店经销　北京潮运印刷厂
开本 787×1092　1/12　印张 14　字数 168 000
2014 年 2 月第 1 版　2014 年 2 月第 1 次印刷
ISBN 978-7-5427-5876-7　定价：23.00 元

本书如有缺页、错装或坏损等严重质量问题
请向出版社联系调换

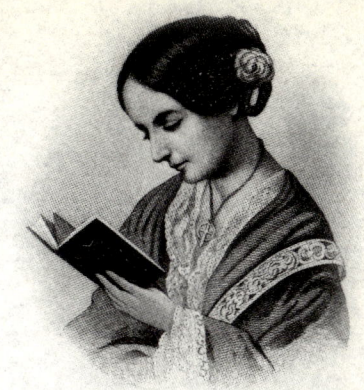

前言

　　我写这本书的目的不是让护士们把书中的内容当作行动的准则,依此去进行自己的护理工作,也不是在告诉护士们关于护理的指南,而仅仅是提供一些建议给那些照顾病人的妇女。在英国,绝大多数的女人都会有照顾别人的经历,也许是小孩,也许是病人。也可以说,每个女人都是护士。日常的护理知识指的是如何使人不生病或者使病人从病痛中恢复健康,这些知识是非常重要的。人们已经意识到,每个人都应该掌握这些知识,它在日常生活中经常用到,与专业的医疗知识有着明显的区别。

　　由于每个女人在一生中不时会扮演护士的角色,也就是照顾别人的工作,那么,一位对护理工作有着深入研究的妇女的经验总结对她们的工作将会有重要的帮助。

　　我不会告诉她们如何做,我希望她们在照顾别人的过程中自己摸索。因此,我只是给她们一些建议罢了。

南丁格尔彩色玻璃窗

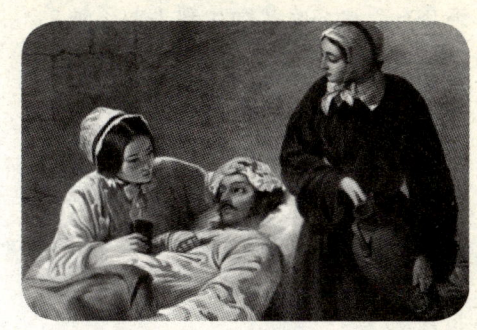

引言

疾病代表修缮的过程

我们从最普遍的原则开始讲解。对于所有的疾病来说,在某一段时间内或者是某一个阶段,代表的是修缮的过程,不一定会伴随着病痛:指的是我们本身的自然机能修复体内中毒或者衰颓的过程。实际上,这些不良的状况在几天前、几个月前,甚至是几年前开始的。由于我们不去注意,自然不知道如何发展、如何结束,这时生病的过程就开始了。

如果我们承认这是一个普遍原则,却有逸闻和其他的事例指出截然相反的情况。也就是说,如果我们承认这一原则——人类可以适应地球上的所有气候条件,只要人们通过努力去适应——马上就会有人提出相反的意见。难道人们可以适应布朗克山顶峰的自然条件吗?我们可以这样回答,也许在若干年后,我们可以让地球变得更健康,这样就能到达布朗克山的山脚。在还不能到达山脚之前,没有必要讨论山顶的情况。

疾病不是总会引起痛楚

在大多数人的心中,疾病总是会带来痛苦,同理,身体不舒服时就会想到疾病。但是,医院的观察结果告诉我们,疾病的症状和生理上的痛苦并不总是代表疾病的侵袭。实际上,缺少新鲜空气或者阳光,环境不整洁,饮食不规律,不注意卫生……

都会出现这些症状和生理上的不适。不仅在家中会出现这种情况，医院也不例外。因此，我们要了解修缮和弥补的方法，这就是我们所说的疾病。由于我们缺乏足够的知识，或者是忽略了疼痛症状，才会无法及时做出正确的处理。

如果有人发冷，如果有人发烧，如果有人晕厥，如果有人吃完东西后就病了，如果有人睡觉时身体不舒服，这些通常不是疾病带来的影响，而是没有好好照顾自己。

怎样进行护理

我没有找到更好的词来表达我心中的想法，只好用"护理"这个词了。护理不仅仅指安排病人服药和给病人擦药，还包括很多内容，例如，正确利用新鲜空气、光照、温度、清洁、安静、饮食等，这些对病人来说都是非常重要的。

时常忽略的护理问题

经常听到这样的话，每一个妇女都是一个优秀的护士。我却不赞同这个说法，因为很多人不知道护理工作中的各种注意事项。我说这句话不是让大家去抱怨护士，不合格的卫生条件、不完善的医疗建筑、糟糕的管理和安排，常常使护理工作难以进行。不过，护理艺术包括克服这些困难，出色地完成工作，这是我的亲身体会。

有时候，护理艺术好像是让上帝为我们安排的疾病消失，但是，疾病是上帝提供给我们修缮身体的一种方式。

护理工作要促进修缮过程

如果有人问我：疾病真的是修缮我们身体的方法吗？真正患病不一定会感觉到痛楚吗？悉心的护理是不是可以帮助病人摆脱病痛的折磨？这时，我会谦恭地回答：我不清楚。不过，如果你已经消灭了所有的病痛，而它们不是疾病引起的，而是缺乏对我们的身体的修复和健康有着重要影响的东西,那么,我们就能知道什么才是真正的疾病引起的症状和痛楚。在很长一段时间内,很多人有着这样的疑问,我们是不是无法做什么事情来战胜霍乱和高烧?人们对医学有着根深蒂固的迷信,认为它能起作用,甚至是无所不能的,而新鲜的空气、适当的温度、整洁的环境则是不重要的,根本没有什么作用。实际上,对于霍乱和高烧这样的疾病,以及其他的一些疾病,我们还没有找到最好的治疗方法,现在的治疗方法有待完善。不过,悉心的护理却是不可缺少的,只有这样才能避免这类疾病的传播。

护理健康人

无论是健康人还是病人,都很少知道护理工作的核心因素。其实,护理法则对于病人和健康人是同等重要的,因为本质上是一样的,差别只在于健康人承受的后果比病人承受的后果轻一些——通常情况下是这样,但不是绝对的。许多人有这样的错误想法:"我又不是医生,怎么能够掌握这些医学知识呢?只要医生知道这些就行了。"天啊,伟大的母亲们,当你们这样想时,在英国这块美丽的土地上,每七个婴儿中就会有一个夭折,死亡时还不到一岁;在伦敦,不超过五岁的孩子,每五个中就会有一个夭折;在英国的其他城市,婴幼儿的死亡率是这个比例的二分之一。分析化学家萨特恩曾经说过:"婴儿的生命非常脆弱,对卫生条件的要求特别高。"难道说这些过早的死亡是无法避免的吗?是不是要随时安排医生陪伴在孩子的身边呢?

麦考利曾经说过:"虽然天体和我们的距离非常遥远,但我们早就研究出了它们的运动规律;然而,对于人们的思维规律,我们知道得非常少,尽管在不停地观察,和两千年前相比,还是没有多少进步。"

更为反常的是,每一个在学校读书的女孩都要学习天文学知识,但她们从来不去学医护知识。不管是普通的家庭妇女,还是医院里的护士,都没有学习过任何的医护知识，而这些规律是上帝为我们创造的，它们把我们的身体和这个世界联系起来。也就是说，上帝创造了我们的身体，这些身体中有健康的器官，也有患病的器官，但人们没有重视关于它们的规律。这些关于生命的规律，在很大程度上并没有被人们理解，母亲们也觉得不应该花时间去学习它们，以及花时间去了解如何让自己的孩子更健康地成长。她们把这些规律称为医学知识或者是心理学知识，认为它们是医生需要掌握的知识。

下面，我们来看另一种说法。

许多人这样说："但是，我们无法改变影响孩子的外界环境，我们控制不了风啊！每天早晨一起床，我们就可以判断出今天吹的是不是东风。"

对于这种说法，我们可以给予明确的答复。谁能够断言何时刮东风呢？虽然高原上买卖牲畜的生意人不在意刮的是不是东风，但年轻的小姐常常因为缺少新鲜空气，以及阳光不足而病倒。如果把后者放在前者生活的环境之中，她们也分不清刮的是什么风。

护理札记
——哪些是应该做的，哪些是不应该做的

第一章 通风和需要注意的事项	002
第二章 房子的健康条件	010
第三章 精细的安排	018
第四章 噪声问题	024
第五章 变　化	035
第六章 饮　食	039
第七章 饮食需要注意的问题	044
第八章 床和被褥	051
第九章 光线问题	056
第十章 房间内的清洁	059
第十一章 个人卫生	064

目录 CONTENTS
护理札记

第十二章 谈论希望和建议	067
第十三章 观察病人	074
第十四章 结论	087
附录	093

佛罗伦斯·南丁格尔

第一章	114
第二章	119
第三章	132
第四章	146
第五章	153

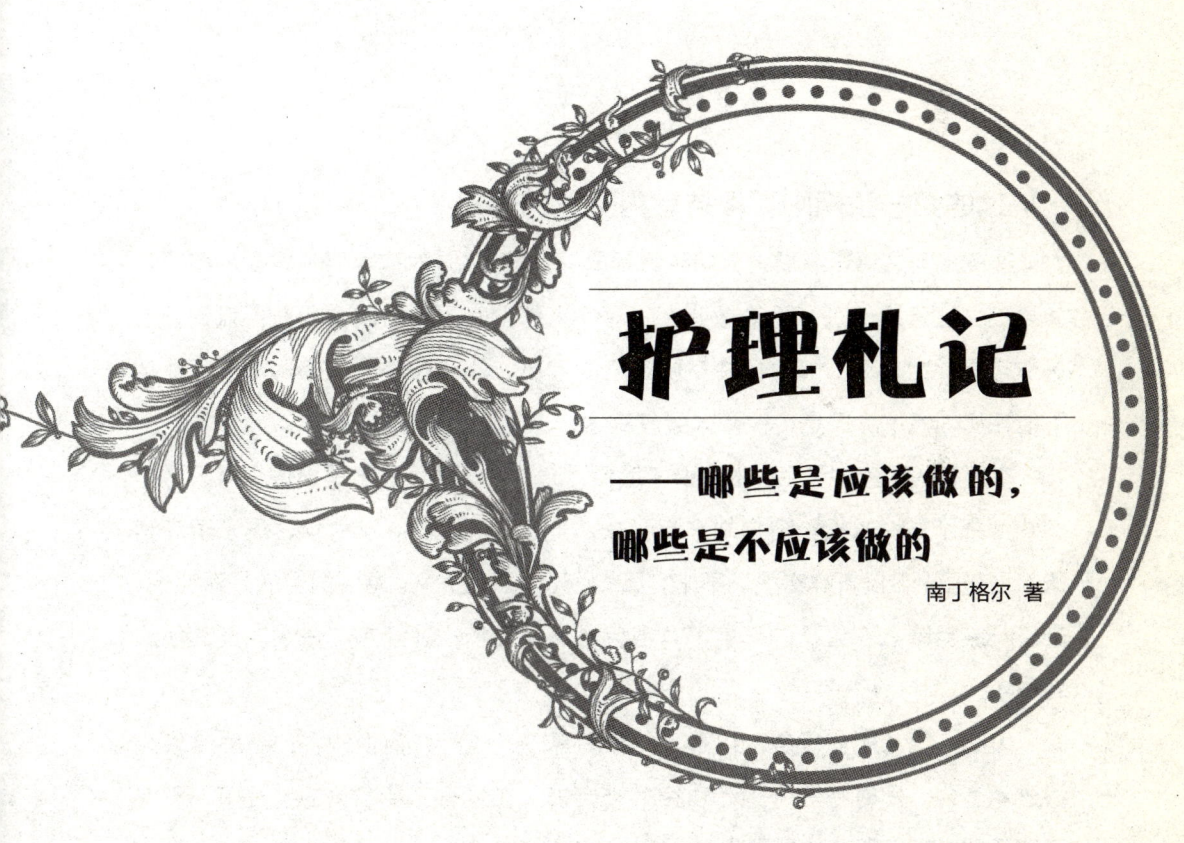

护理札记

——哪些是应该做的，
哪些是不应该做的

南丁格尔 著

第一章
通风和需要注意的事项

▶ **护理的第一条规则：保持室内空气的清新**

这条规则是每一名护士自始至终都要注意的，也是对病人至关重要的事项。如果不去注意这一点，无论做什么，对病人都没有用。所以，我一再强调，这是非常重要的一点。随时保持室内空气的清新，让它和外面的空气一样，注意不能让病人着凉。但是，很多人会忽视这一点。

在很多人的家中和公共机构中，我看到过这种现象：屋子里面很少有人住，壁炉上绑了一块木板，窗户从来都不开，一直是关着的。有时候，屋子里满满的都是东西，不仅新鲜空气进不来，阳光也无法照射进来。屋中的空气是浑浊的，带着一股霉味。在这样的环境下，很容易出现湿疹、猩红热、白喉以及其他的各种疾病。

因此，托儿所、病房、住着人的房间都应该随时开窗换气，让新鲜空气能够进入室内，同时把室内的污浊空气排出去。在没有充足准备的前提下，不要把孩子放在通风不好的屋子里睡觉。

前不久，一名男子走入王后广场后面的一间厨房里，割断了坐在火边的肺病患者的喉咙。这名谋杀犯坦白地承认了自己的罪行，还若无其事地说道："这没有什么不好。"显而易见，他是一个疯子。然而，受害者也说了相同的话："这没有什么不好。"在这个例子中，谋杀犯和受害者都没有疯，鼻子才是罪魁祸首。

在一间密不通风的屋子里，里面的空气是污浊的，没有一丝光线，猩红热就躲在某个地方等着我们；在十分拥挤的医院病房中，大量的疾病随时会袭来。我们却毫不在意地说："这没有什么不好。"

▶ 注意不要着凉

在一间温暖的屋子里，如果壁炉里的火非常旺盛，开窗换气是非常必要的，因为新鲜的空气可以使病人感觉舒服。不要害怕打开窗户，也不要以为躺在床上的病人会着凉。在你打开窗户之前，可以先给病人穿上睡衣，准备好暖水袋，确保病人一直处于暖和的状态。

有一名粗心的护士，由于职业的关系，她经常犯错误。她把病房中的每一个通风口都封死，觉得对于躺在病床上的病人来说，温暖才是最重要的。如果病人能够自己下床，她随时都会离开，使病人处于危险的状态。当人们感冒的时候（不仅呼吸会导致感冒，还有其他的多种因素），在床上会捂得严严实实的，一旦离开床感冒就会加重，再加上他在床上躺了几个小时甚至是几天，皮肤一直处于松弛状态，一时难以恢复反应能力。病人在床上躺着时感到温度适宜，一旦离开床，他们的健康就会受到严重的威胁。护士一定要了解一个常识性问题，对于病人来说，清新的空气很重要，还要把温度控制在病人不会感觉到冷的程度。否则，本来能够有很好的效果，最后却以病人高烧结尾。

大多数人会这样认为，要保持室内的空气和外面的一样清新，一定会使室内变冷。其实，并不是这样。下午的时候，病人会觉得屋子里非常闷，感觉非常压抑，而早晨的时候会觉得屋子里比较冷。在这种情况下，如果还要开窗换气，护士担心会影响病人的状况。

▶ 开窗换气

一位聪明的家庭医生，一定会确保病房的窗户总是开着的。当医生在病房里工作时，无论是内科大夫还是外科大夫，都会打开窗户。大夫不在的时候，家庭医生要保证窗户是打开的。

在一本关于护理的小册子中这样写道："每天开窗的次数不要超过两次，每次只要几分钟就可以，这是护理的正确知识。"不过，我从来不这样认为，我觉得一个小时开两次窗户都不够，何况是一天呢！由于人们对于通风换气这个问题考虑得比较少，才会出现这样的分歧。

▶ 适宜的温度

在给病人保暖的过程中，一定不要过于依赖病人呼吸和身体的温度。有一个医务军官，总是把病房的窗户牢牢封住，这种做法会使病人面临很大的危险，因为不流通的空气会引起交叉感染。这位军官害怕打开窗户会降低病房的温度，变得过于寒冷。其实，这是一种错误的做法。

如果为了保持病房内的温度，就让病人呼吸潮湿的、不干净的空气，一定会阻碍病人的恢复，甚至会害死他们。

▶ 卧室是最脏的地方

你是否注意过一些人的卧室，不管里面的摆设如何，住的是一个人还是两个人，不管他们是健康人还是病人，如果你在晚上或者早晨没有开窗时进去，你会发现里面的空气很污浊，为什么会这样呢？如果空气很清新那该多好呢？在睡觉的时候，肮脏的空气更容易侵害人们的身体。那么，当你睡觉的时候，为什么不让空气流通，保持空气的清新呢？想要呼吸到新鲜的空气，就必须把污浊的空气排出去，让外面的空气流进来，这时，你必须打开窗户或者其他的通风设备。同时，不要在床的周围挂帘子，也不要在窗户上安装百叶窗或者窗帘。如果你不通风换气，你的健康就会受到威胁，或者延缓你从病中恢复健康的时间。

▶ 需要随时注意温度的时候

一位细心的护士要随时注意虚弱的、病入膏肓的、已经垮掉的病人，注意

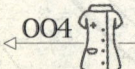

病人散发的体热对他们的影响。对于某些病人而言，身体制造的热量比健康时少得多，无法维持身体的温度，如果不注意他们身体温度的变化，就会导致他们生命的活力一点点降低，最后走向死亡。因此，一定要避免发生这样的事情，我不停地强调这一点。护士要经常用手去测量病人手和脚的温度，只要发现抖动的现象，就要用热水袋、热砖茶、法兰绒制品给病人取暖，直到温度恢复正常为止。如果有需要的话，过一段时间继续给他们补充热量。由于没有随时注意温度的变化，导致很多病入膏肓的病人因此死去。护士不会忘记病人的饮食和服药，以及偶尔给他们一定量的激素，因为医生会提醒她们。但是，常常因为温度的不适宜导致病人的病情加重，甚至酷热的夏天也会发生这种事情。凌晨的时候最容易出现致命的发冷现象，因为这是一天中温度最低的时间段，头一天吃的食物，这时候已经消耗尽了。

　　总而言之，虚弱的病人在凌晨比任何时候都要容易受到严寒的侵袭，生命力也脆弱得多。如果病人在晚上发烧，手脚都会发烫；但到了凌晨，他们肯定会感到寒冷，而且不停地打哆嗦。但是，护士们总是习惯晚上打开病人的暖脚器，而早上太忙的时候，总是会忘记。其实，早上更应该注意病人的体温。

　　这就要求我们具备足够的常识，而且要多加注意。但是，就某种程度而言，护理人员最容易忘记常识。

▶ 冷空气、新鲜空气、通风都不会造成寒冷

　　大多数人对寒冷和通风的关系有着错误的认识，甚至是受过高等教育的人也是如此。要使一间屋子变冷，不一定要采用通风的方法；反过来说，通风也不一定会使屋子变冷。但是，当护士发现病房中的窗户是关着时，为了降低病房的温度，她会弄灭壁炉中的火，或者把对着寒冷屋子的门打开，那间屋子里没有生火，窗户也是打开的，这样一来，两个房间中的空气就会对流，使病房中的空气变得清新。在所有的控制温度的方法中，对病人最好的方法是：病房中生着火，并把窗户打开，只要气温不是过低或者过高就行。许多护士不知道的是，要让一间小屋子保持空气的流通，远远不如让一间大屋子保持清新的空气容易。

▶ 晚上的空气

大家有一个错误的观念，那就是害怕晚上的空气。在夜里，我们应该呼吸什么样的空气呢？一种是来自室外的新鲜空气，另一种是室内的污浊空气。很多人选择的是后者，这是一个非常有害的选择。实际上，我们患病的一半原因是关着窗户睡觉，无法呼吸到新鲜的空气。在一年中，每个晚上都让窗户开着，并不会产生什么坏处。在大城市中，夜晚的空气是一天中最干净的。如果小城镇里的人关着窗户睡觉，我觉得是情有可原的；但大都市里也这样做，我就无法理解了。在小城镇里，为了病人的健康，可以白天关着窗户，晚上的时候再打开。夜晚的环境安静，没有人吸烟，这使得夜晚成为通风的最佳时间。一位在饮食和气候方面的权威人士告诉我，伦敦空气最好的时刻是晚上 10 点之后。

▶ 让户外空气流入室内的方法：打开窗户，关上房门

尽最大的努力，让自己的房间保持良好的通风，让户外的新鲜空气流进室内。制造窗户是为了把它打开，而发明门是为了把它关上，这个道理并不是每个人都能理解的。有一位细心的护士，用打开门的方法给病房通风，门的两边是两盏煤气灯，每盏灯消耗的空气相当于 11 个人的呼吸作用。门的旁边是厨房，还连着楼道，空气非常污浊，里面混合在煤气、油漆等物质，还有从连接着洗碗槽的下水道中出来的空气，味道非常难闻。这种空气进入室内，在里面到处流动，打开门还是无法改善室内的空气质量。不过，如果打开的是窗户，进来的就是新鲜的空气。因此，每一间屋子都必须通风，是打开窗户而不是门，大家一定要谨记。另外，通道也需要通风，随时保持空气的清新。在比较好的医院，通道的数量也比较少。

▶ 排 烟

如果想要室内的空气和室外一样新鲜，烟囱决不能漏烟。如果烟囱出现漏烟现象，一定要仔仔细细地检查，认真修理。烟囱的作用就是让外面的空气能够流进来，使里面的火烧得旺盛，这是烟囱的作用。从另一个方面来说，护士

的粗心可能导致烟囱漏烟，如果她让火烧得不旺盛，又把煤盖在上面，这样烟就会跑到室内来。当然，她并没有想过做出对病人有害的事情，而是根本不知道自己的做法是错误的。

▶ 给室内潮湿的物品通风

我们给护士制定的第一条原则就是，一定要让病人呼吸到新鲜的空气，随时注意病房的通风状况。不过，护士也不要忘记，病房中的物品也可能散发出臭气。病人就生活在这样的环境中，很容易把臭气吸进身体中去。所以，病房中除了病人，不要放可能散发出臭气的任何东西。例如湿毛巾，在它们被晾干的过程中，湿气会跑到空气中，被病人吸进去。不过，很多人没有注意过这个事情，仿佛它不存在一样。护士们很少能够在病房中不晾晒任何东西，她们甚至不知道这种做法是错误的。另外，不要在病房里煮任何东西，这也是很重要的一点，但护士们常常违反。的确，就医院的设施而言，要注意到这些事项也很困难。

如果护士非常细心的话，当病人起来活动时，她就会把病人的被褥展开，把睡衣放到别的地方去，以便能够很好地给被褥通风。她会把湿毛巾和湿衣物晾在病房外面，因为任何湿的物品都不应该在病房里晾晒，也不能在病房中通风。如果病房里的空气又湿又臭，怎么会不影响病人的健康呢？

▶ 排泄物的臭气

即使健康人一直呼吸房间里的空气，也可能得病，因为肺部和皮肤的排泄物会使室内的空气越来越污浊，影响人的健康。人在生病的时候，无论是从体内散发出来的东西，还是排出来的东西都是有毒的，而且非常危险。因此，不仅要保持室内的良好通风，以便及时带走浊气，还要及时拿走病人碰过的东西，因为病人体内散发出来的东西对他有害。

在所有关于浊气的有害影响中，护士对病人身体排出物的关注多一些，这是大家都知道的事情。在私人护理中，人们常常把用具等物品放在床铺下面，觉得这样对病人比较好。不过，不知你是否想过，这些物品在床的下面散发出潮湿的、温暖的气体，上面就是床垫，想到这里的时候，你的心中是不是充满了恐惧？

▶ 慎选室内用具

室内用具要使用有盖子的，无论是病人还是健康人都应该这样。关于这一条看似荒谬的原则，大家很容易接受。找到一个有盖子的用具，然后把盖子打开，看看盖子里面的样子，你就会明白这条原则的作用。不管容器是不是满的，盖子上都会覆盖着一层难闻的水汽，如果没有盖子，这些水汽会跑到哪里去呢？

陶和木是最适合制作病人用具的材料，抛光得很好的陶器和漆得不错的木器是上上之选。陈旧且味道难闻的器具，本身就是滋生各种疾病的温床，病人和健康人都不应该使用。容器中总是沾染难闻的东西，所以要常常清洗容器。我认为陶质盖子比较容易保持清洁，当然，其他的物品有些也不错。

▶ 不要使用装满的提桶

如果提桶里已经满了，就不要把它提到病房里去，这是一条严格的规定。在私人的家里面，这条规则更重要。满了的提桶应该直接提到水房，倒掉后冲洗干净，然后再提回去。每间水房都要保证水的供应，也要有人在那里做刷洗工作。如果水房里没有水，也要从别的地方提水过来，把提桶冲洗干净。在一些病房中，我确实见到过这种现象，把容器中的东西倒入脚盆里，没有冲洗就把容器放到床底下，或者在病房中冲洗容器，这两种做法都是不正确的。在最好的医院中，护士们都知道这条规定：不能把装满的提桶提到病房中，而是直接提到水房中倒掉，并把容器冲洗干净。

▶ 烟熏消毒

烟并不是一种消毒剂，一定不要用这个方法清洁室内的空气。烟熏是对人体有害的，一定不能使用，这不是针对它的气味来说的。有一次，一位著名的

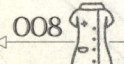

医学界人士在演讲中说："先生们，烟熏消毒是非常重要的，因为它那难闻的味道会迫使你打开窗户。"我希望发明出来的所有的消毒剂都有"难闻的气味"，可以迫使你打开窗户，让外面的新鲜空气流进室内。如果真能这样，那些发明将会非常有价值。

第二章
房子的健康条件

▶ **有益于房子健康的五个因素**

想要让房子符合我们的健康要求，它就要具备五个重要的因素：

清新的空气；

干净的用水；

最佳的排水系统；

清洁的环境；

充足的光线。

如果我们的住房中缺乏其中的一个因素，就会对我们的健康不利；缺乏的因素越多，就对我们的健康越有害。

▶ **清新的空气**

想要拥有清新的空气，必须好好设计自己的房子，使室外的空气能够很好地流入室内，而且能够到达房间中的每一个角落。建筑师不会考虑这么多，他们建造房屋的目的是赚取最多的钱，而不是以居住者的健康为主。不过，如果租户考虑得足够多，非常注重自己的健康，不去租住那些对健康不利的房子；

保险公司对利益有着全面的理解，主动出钱让监督部门验收客户将要租住的房屋是否合格，如此一来，建筑师在建造房屋的时候就会考虑住户的健康问题，因为只有这样他们才能获得最大的收益。但是，总是有人去住那些不符合健康标准的房子。如果在居住的期间，住户发生了意外，一家人前后死去（这样的事情不时在发生），人们就会抱怨政府，不会寻找其他的原因。有些医学界的人士也会被误导，认为是"流行疾病"导致了人们的死亡。实际上，建造不合理的房子严重影响人们的健康，设计不恰当的医院对病人也是如此。只要房间里的空气流通不好，疾病就会趁虚而入，侵害我们的健康。

▶干净的用水

家庭的用水一定要干净，这也是很重要的一点。现在，情况有了大大的改善，这全是卫生改革的功劳。几年前，伦敦大部分地区的用水不干净，这些水被下水道和排水沟里的水污染了，水的质量非常差。虽然现在的情况有明显的改善，但英国的很多地方，家庭用水依然不达标。当传染病开始侵袭时，饮用不干净水的人很容易被病魔击倒。

▶排水系统

如果我们调查排水系统的话，就会发现伦敦的房子都有很好的排水功能，至少绝大部分是这样。不过，很多人不知道如何定义排水系统的好坏，他们认为排水系统指的是大街上的水沟，或者是从家里通到水沟中的管道。实际上，水沟的功能也就是把疾病引到家庭中，破坏人们的健康罢了。如果排水管道包扎得不好，无论它是从水沟通向洗碗槽、水房，还是通向排水口，都对人们的健康不利。不管是什么时候，敞开的水槽都可能给居民带来发热病毒。

▶水　槽

一般而言，人们非常讨厌长方形的水槽，表面是石头做的，一天到晚湿漉漉的，水不停地蒸发到空气中。我明白，整个房屋或者整个医院中都能闻到从水槽中散发出来的味道。有一次，我在伦敦的豪宅中也闻到了水槽中散发出来的难闻气味，这种气味和我在斯库台湖闻到的差不多。我发现这里的每一间房子的门都是打开的，通道上的窗户却是紧紧关闭着，这样一来，水沟中的臭气会轻易进入每一个房间中，且很难流出去。天啊，这真是糟糕极了！

建造房屋时很容易犯的错误是，把排水沟安装在屋子的下面，这样的排水沟非常危险。房屋的排水沟应该安装在墙外面，很多人能够从理论上认识到这种做法的好处，但家庭中有人生病了，在寻找病因的时候就会忽略排水沟的重要性。当发现孩子患了麻疹、湿疹或者猩红热的时候，人们想知道他怎么会得这种病，就会想他接触了什么人，而不去想房屋中有什么地方容易使他患病。如果邻居的小孩得了天花，人们的第一个反应是："难道这个小孩没有接种过牛痘？"没有人能够否认牛痘的作用，但当它使人们忽视了房屋的危险之处时，它的价值就有待商榷了。

▶ 清洁的环境

如果室外环境的清洁状况很差，那通风就不会有作用。在伦敦的某个肮脏社区，人们都不愿意打开房屋的门窗，因为那样会使难闻的味道跑到室内来。很多富贵人家的马厩距离房屋都比较近，这样一来，马厩中的污物也距离人们很近。在这样的环境中，关上窗户要比打开安全吗？如果窗户的下面是粪便，屋里的空气是无法清新的。于是，在伦敦的大部分地区出现了这种情况，孩子在通风良好的托儿所和卧室中也会患上儿科传染病，人们很纳闷为什么会这样呢？如果他们了解了有关儿童健康的规律，就不会这么诧异了。

其实，不仅屋子的外面有污浊物，室内也有很多我们容易忽略的污物。墙壁上的墙纸已经好几年了，不仅陈旧还黑乎乎的，地面上是肮脏的地毯，家具也很长时间没有清洗过了，这些都是疾病的来源，和室外的污浊物有着相同的作用。无论是教育上还是习惯上，人们都没有考虑过如何让室内的环境变得有利于人体的健康，他们甚至从来没有想到过这一点。人们总是把疾病看成是意外的侵袭，当疾病来到我们面前的时候，只能听天由命。如果他们知道室内的清洁和自己的健康有着密切的关系，一定非常愿意改变以往的忽视，善尽自己的义务和责任，努力保持室内环境的清洁。

▶ 充足的光线

黑暗的屋子绝对不会是健康的屋子，而且黑暗的屋子通常通风条件不会好，卫生条件也比较差。室内的光线不足会影响小孩的正常生长，使小孩容易得淋巴结核、佝偻病等各种疾病。

在黑暗的房间中，健康人的身体会受到损害，还会减缓病人的恢复速度。关于这个问题，下文我们还会继续谈到。

▶ 保持房屋健康容易犯的三个错误

在创造房屋的健康环境时，经常会因为疏忽或者无知而造成错误。下面，我主要介绍三个易犯的错误。第一，虽然房子的女主人负责着整栋房子，但她认为没有必要每天检查房子的每一个角落。既然她都这样想，又怎能要求手下做事的人认真地保持房子的健康环境呢？由于管事的人都不细心，下人更不会投入太多的精力。第二，好多人认为不经常使用的屋子，没有必要注意通风、光照、清洁等问题。其实，这种做法违背了保持卫生中的最基本的原则，使这些屋子成为滋生各种疾病的温床。第三，有些人认为只要打开一扇窗户就能够保证良好的通风。你有没有发现没有壁炉的屋子总是关着窗户呢？如果屋子里有壁炉，你是不是会把烟囱板和无数的纸塞到烟囱中去，使烟囱中的烟尘不要跑到屋子中来呢？如果你的烟囱特别脏，就要仔细地去清洗它，不要以为开一扇小小的窗户就能够保持良好的通风。当然，也不要以为把窗户关起来就可以保持屋子的清洁，因为关上窗户是让屋子和里面的东西变得肮脏的最佳方法。如果你是家庭的管事者，就不要指望自己的手下会去注意这些，因为这是你自己的责任，推到别人身上是不对的。如果你没有告诉他们要做这些事，就不要抱怨他们没有做，更不要找借口批评他们。

▶ 掌握家政的人要懂得卫生学，而不是按照自己的想象去做

不过，照料这些事情是你的责任，但不是每一件事情都要求你亲自去做。掌握家政的人都会说："我总是打开窗户。"如果你这样做，当然比你不做要好得多。但是，你是否能够确定，你不在的时候窗户会不会被打开？你又是否能够确定，你打开的窗户不会被关上？这就说明了"掌握"这个词的重要性，它是指你要求的事情下人能够准确无误地完成，而不用你时时刻刻亲自动手去做。

▶ 上帝是否考虑过这些事情？

也许你觉得这些事情无关紧要，至少它们被夸大了。不过，你的想法和我的想法都是不重要的，我们来看看上帝是如何看待这些事情的。在我们的心目中，上帝永远是对的，当我们思考事务的时候，他总会给予一些引导。我知道化脓杆菌病是一种很严重的病，不管是在条件最好的病房中，还是在条件最差的医院中，这种病都是非常严重的，但不管它出现在哪里，起因都是肮脏的空气。但是，没有人吸取教训，没有人学到有用的东西。他们只是想着病人痛苦的样子，想着好多人得病是多么奇怪的事情，想着今年怎么会出现这么多病人，等等。这就是人们所想到的事情，从来不会去寻找发病的原因。当他们总是抱怨出现疾病的时候，难道疾病就不会再出现吗？

▶ 上帝教授法则的方法

为什么常常出现在医院的化脓杆菌病会出现在私人宅院中？这是人们自己造成的，他们总是习惯打开所有的门，而关闭通道上的窗户，使水槽中散发的臭气流入室内；把肮脏的东西倒入脚盆里，容器清洗不干净，或者用脏水来冲洗容器等；从来不会把被褥和床单抖一抖，并展开接受通风，或者很长时间不换洗被褥和床单；地上铺着发霉的地毯，窗户上挂着黑乎乎的窗帘，家具上布满灰尘等；不常住人的屋子里见不到阳光，通风状况也不好，还不注意清洁；橱柜里的空气流通不好，里面充满了污浊的空气……如果你没有告诉下人打开窗户、关上房门这个规则，导致他们打开对着阴湿井的窗户，而关闭对着良好

空气的窗户，或者把大厅或者走道的门打开，想要改善室内空气的质量，这些做法都会产生严重的后果。这些不是我凭空想象的，而是真实的事情。我知道这样一个例子，在一个卫生条件不错的房子里，一个夏天就出现了三个化脓杆菌病的患者，一个是静脉炎，另外两个是肺炎咳喘病，都是由污浊的空气引起的。在温带气候这种条件下，房屋的健康条件夏天要比冬天差，这时又会有一些不适当的做法，但很多人忘记了曾经的教训。的确，上帝永远是对的，他负责教授我们法则，而不在意我们是不是学会了。许多人在遭受疾病的折磨，甚至有些人失去了宝贵的生命，而这些本来是可以避免的。

在我们祖父母生活的年代，一年四季他们房子的前后门总是开着的，外面的新鲜空气很容易流进室内。他们经常擦洗地板、整理屋子，器皿和家具总是干干净净的。祖母和曾祖母喜欢外出，而且从来不戴帽子，除了上教堂。这一切就可以说明，为什么曾祖母的身体非常健康，简直是坚不可摧；祖母的身体就差一些了，但还是比较健康；母亲这一辈又差一些，她们整天待在房间里，身体比较虚弱；女儿这一辈已经很糟糕了，她们体弱多病，每天都躺在床上养病。虽然总体的死亡率在下降，尤其体现着家庭之中，我们却发现健康状况一代比一代差。随处可见虚弱的孩子，他们的身体和精神都有问题，他们的生命力在一点点流失。那些准备结婚、准备把这种退化传给下一代的人们，是不是应该考虑这个问题：自己的子孙后代应该生活在什么地方？应该用什么样的方式来生活？

▶ 不要让病房成为整个屋子的通风口

如果屋子里有病人，一定要注意整个屋子的健康条件。不时就会出现这样的事情，病房成为了整个屋子的通风口。病房中的窗户总是打开着，有时候门也是开着的，而整个房子却是封闭的，不仅密不透风，还无比脏乱。由于添了一个病人，降低了整个屋子的健康条件。病人躺在屋子中，他们把门环扣上，把杂物堆在房门前。如果想要为病人创造一个良好的环境，就要保持整个房子的清洁和通风。

▶ 传 染

"传染"这个词大家都不陌生，人们总是害怕被传染，还采取各种措施防止自己被传染。曾经，人们认为最容易传染的病是湿疹。不久前，人们在照顾湿疹病人时，还会给他们盖上厚厚的棉被，在屋子里生火，并且把门窗关严实。在这样的环境中，湿疹的传染性当然高。现在，人们在处理湿疹时要明智多了，盖在病人身上的被子减少了，屋中的窗户也打开了。同时，湿疹的传染性也降低了。不过，现在的人们在处理猩红热、麻疹等疾病时，他们采取的措施会比我们的父辈面对湿疹时的做法明智吗？现在"传染"这个词带给人们的主要是对病人的关心呢，还是对自己健康状况的担忧？是不是较少接触病人就更安全呢？是不是经常照顾病人更容易被传染呢？最近发生的一件事情，最能体现人们心中的这种荒谬想法。在欧洲的某些传染病医院中，那些患有传染病的人被称为不洁的人，人们对这些人充满了恐惧。他们被关在一个拥挤的病房中，那里的通风条件非常差，医护人员用望远镜观察他们的病情，需要切除病人身上的脓肿时，医生就把柳叶刀扔给他们，让他们自己动手。

真正的医护工作是忽视传染的可能性，但一定要保护自己不被传染。一名真正的护士要做的防护措施是：保持病房环境的清洁，打开窗户让新鲜的空气进入病房，随时注意病人的情况，并采取相应的措施。

对病人进行科学的、仁慈的照料，才能有效地抵抗传染病的传播。

▶ 为什么小孩会得麻疹等疾病？

许多流行的观点不一定正确，对它们质疑是非常有必要的。例如，人们都认为小孩会得麻疹等疾病，他们把这些疾病统称为"儿童流行病"、"流行的传染病"等。换句话说，人们认为小孩天生就会得麻疹、长期咳嗽、猩红热等疾病，就像他们天生会换乳牙一样，这是怎么也不可避免的。

不过，有谁能说出原因，为什么小孩一定要得麻疹？

你也许会这样回答，我们无法使小孩不受传染，如果有小孩得了麻疹，一定会传染给他。

那么,别的小孩为什么会得麻疹呢?即使别的小孩得了麻疹,你的小孩为什么一定会得呢?

如果你相信关于家庭健康的规则,并且把它们落实到行动中,情况就会发生改变。例如,保持清洁的环境,注意良好的通风,给房间充足的光照等各种措施。不过,假如你相信那些流行的观点,那些毫无根据的说法,那么,你的孩子就比较容易受到传染。其实,你完全可以帮助自己的孩子摆脱传染病的侵袭,是不是呢?

第三章
精细的安排

▶ **关于精细安排的问题**

  我在护理笔记中曾经说过,护理工作的所有成果可能会因为一个错误而付诸流水,这指的就是精细安排问题。换句话说,是否知道如何安排你在的时候做什么,不在的时候做什么。护士是病人最忠实可靠的朋友,但她们不能时时刻刻守着病人,一方面是因为她们不愿意这样做,另一方面是这样做会损害她们的健康,导致她们不能有效地完成自己的任务。护士做事不一定要多么有效率,对病人多么忠诚,但她们一定要懂得精细安排,让自己的付出能够得到成倍的收获。这样一来,不仅有利于病人的康复,还能保证护士的健康不受损害。

  对于照顾病人的人而言,一本书不可能教会他如何安排事务,就像一本书不会教一个人怎样成为一个好护士一样。针对不同的病例,护士要做出不同的安排。不过,护士也要学会为自己着想,而不是总是想着:我不在的时候会发生什么呢?因为星期二我必须要离开。但是,不管是星期一还是星期二,新鲜的空气和对病人悉心照顾是同等重要的;或者上午十点的时候我总是不在病人身边,但不管是十点钟还是十点左右,病人都需要绝对的安静。

  虽然听起来微不足道,却是真实存在的事情,但很少有人考虑到,更不会去想解决的办法。他们只会要求护士不要离开病人,而不是考虑护士不在的时候谁来发挥同样的作用。

▶ 缺少精细安排的事例

1. 陌生人来到病房

在晚上,陌生的洗衣妇可能会来到病房,拿取病人需要换洗的衣物。这时,病人已经服完药,躺在床上想要睡觉了,她的到来吓到了病人。虽然病人对这件事一笑置之,甚至是提都没有提,但这次的惊吓会产生严重的后果。这个时候护士在做什么呢?她正在吃晚餐。她的做法当然没有错,谁都需要吃晚餐,但她没有想到洗衣妇会闯入她看护的病人的房间。

2. 病房成了整个房子的通风口

护士知道病人房间的窗户要一直开着,但她忽略了病房外面过道上窗户,那里的窗户总是关着的。人们总是忽略这一点,在管理好病人房间的同时,还要管理好病房外面的过道。许多护士会做出这样的事情,让自己照顾的病人的房间成了整个房子的通风口,病房中的空气流向了其他的屋子。

3. 不住人的某一地方降低了整个房子的卫生质量

新漆好的房间,不整洁的储藏室,不干净的柜橱等地方通常会聚集大量的污浊空气,并从这里流向其他的房间,从而降低了整个房子的卫生质量。管理家政的人从来没有想过,这些地方也需要通风,也需要时常清理。当她来到这些地方的时候,仅仅是把窗户打开,加快污浊空气的流通而已。

4. 传递和不传递的信件和消息

有时候我们也许会收到一封令人恐慌的信件或者类似的消息,而不是一封重要的信件或者消息;一位重要的访客可能会被挡在门外,因为即使再重要的访客，也会有吃闭门羹的时候。这些都是掌握事务的人造成的，他们从来没有考虑过这个问题：当我不在的时候是不是会发生什么事情呢？

我们可以肯定地说，在同一时刻护士绝对不能同时做几件事情：和自己的病人待在一起，同时还打开门和吃饭，甚至是去外面传递消息。不过，一位掌握事务的人怎么能够对这些视而不见呢？

相对其他的事情而言，意外更会让病人措手不及，精神高度紧张，心中充满了恐惧。

▶ 如果你不在的时候和在的时候把事情安排得不一样，就会增加病人的焦虑，因为你的安排有漏洞

你自己想不起来的事情千万不要指望病人能够帮你想起来。病人不仅要考虑有没有人来拜访他，或者传递消息给他，还要考虑这些事情发生的时候，你是不是陪在他身边。如果你不能陪在他身边，又没有把事情安排好，就会增加病人的负担，引起他的恐慌。相反，如果你把事情安排得妥妥当当的，无论你是否在他身边，他都不会想得太多，自然不会有心理负担。

由于上面所说的这些原因，无论病人是否能自己处理一些事情，减轻他们的忧虑总是好的。

显然，如果让病人经历多次谈话，造成心理上多次的焦虑和恐惧，那么，由病人写信邮寄出去要好得多。

对病人而言，忧虑、不确定、等待、期盼、对意外的恐惧等情绪，远远要比其他的事情更加可怕。病人每天都要同病魔做斗争，病魔不断地折磨着他，对他的身体和精神造成严重的伤害。你要多替病人考虑一下，帮助他们战胜病魔是你的首要责任。

同理，当你要离开的时候，不管是几分钟、几个小时，还是一整天，你都要清清楚楚地告诉你的病人，告诉他，你什么时候离开，什么时候回来。也许，你认为不告诉他会更好，让他觉得你不是那么重要，不要太依赖你比较好。不过，当你离开他的时候，想到你的离开可能会带给他焦虑和恐惧，你就会非常自责。

其实，事情可以很好地解决。你离开当然是可以的，你的责任和健康都要求你这么做，但你要诚实地告诉你的病人。如果你什么都不说就离开，当病人知道之后，他就会担心你要做的事情没有人来做，他自己将怎么办等问题。如果你没有告诉病人什么时候回来，他就会产生忧虑，认为你不管他了。

▶ 大多数事故发生的原因

如果你去查阅一下关于自杀事故的记录，或者去医院调查一下多数死亡的案例，你会发现死亡的原因通常是因为"他"或者"她"不在身边。更奇怪的是，这些人不在身边是有着充足的，而且也是正当的理由。为什么会这样呢？发生这些事情不是也有充足的理由吗？的确，照顾病人的人可以离开，这完全没有错，他有充足的理由被叫走，或者是日常的工作和其他原因必须离开。但是，他在离开之前没有把事情安排好，也就是没有做充分的安排。他的错不是离开了病人，而是没有做任何安排，以便应付他离开时发生的事情。当乌云遮住了太阳，天空突然暗下来的时候，或者他是在晚上离开，一定要安排别人来点燃蜡烛。在他无法做这些事情的时候，一定要安排其他的人来做，无论是照顾病人还是小孩，无论是意外离开还是例行离开，都要这样做。

在医疗机构中，很多人由于缺少安排而死亡，情况非常严重。不过，在私人家庭中，这类事件更严重。

因此，不管是在医院还是在家庭中，不管是谁在照顾病人，都应该时刻记住这个问题，不是自己怎样做才是正确的，而是怎样把该做的事情做得完美。

如果由于她的不在发生了事故，而且她的离开是有正当理由的，那么，她需要解决的问题不是减少外出的次数，因为那是不可能的，也是不符合实际的，而是怎么做才能保证她不在的时候不会发生不好的事情？

▶ "负责"的含义

很少有人能够正确地理解什么是"负责"，我指的是如何"负责"。无论是巨大的灾难，还是比较小的事故，发生的原因都是没有人"负责"，或者是说没有人知道要如何"负责"。不久前，一艘有史以来最坚固、最精致的轮船在一次试航中，饭厅中的烟囱发生了爆炸，导致好几人死亡，数百人受伤。事故的原因不是轮船的试航问题，而是一个应该打开的火栓被关上了。这样做的后果，连一个小孩子都知道可能会发生爆炸。事故发生后，没有人知道如何"负责"，也不知道需要谁来"负责"。在审判的时候，陪审团也忽略了这一事实，没有想到是火栓的问题，判决的结论是"这是意外事故"。

下面，我们来看另一起事故。事情是这样的：一个发疯的人点了一把火，慢慢地把自己烧死了，在她做这件事的事情，她的医生和护士都在场。但是，没有人认为自己应该负责任。不过，这个事故本身却说明了许多问题，我不必多说你们也知道。无论是医生还是护士，他们不知道自己的职责是什么，或者说不知道如何履行自己的职责。

真正的"负责"不仅仅指把自己需要做的事情完成，还要监督其他人的做法，不要让任何人和任何事阻碍了应该完成的事情。"负责"不是要你自己去做所有的事情，也不是指派许多人去做一件事，而是要保证每一个人都要完成被指派的任务。在护理工作中，"负责"显得尤为重要，不管是单个病人还是大批病人都一样。其实，我认为单个病人的问题比较严重。四十个人照顾一个病人的出事几率远远要大于一个人照顾十个病人，或者是四个人照顾四十个病人，因为第一种情况常常搞不清楚是谁负责的。

现在，很多人说缺少好仆人，我却认为缺少的是好的女主人。陪审团认为火栓决定了轮船的安危，而女主人常常认为房子自己就可以照顾好。女主人不知道如何发号施令，也不知道如何让仆人服从自己的命令，理解自己想要表达的真正含义。

而且，负责事务的人总是感觉自己是高高在上的，是不可缺少的，因为没有人能够理解他的安排，做他能够做的事情，没有人能够明白他的体系、著作、观点等，只有自己能够做到这一点，这是多么骄傲啊！我觉得负责事务的人值得骄傲的不是这些，而是让别人知道整个系统是如何运作的，向别人解释清楚你的著作、观点，明白地告诉别人什么应该做、什么不应该做，以及要如何做，让别人能够按照你的意思顺利地完成你要他们做的事情。这样一来，当你不在的时候，你就可以把事情分配给下面的人，并且能够确保所有的事情像往常一样进行，不会出现任何遗漏。

▶ 为什么雇佣来的护士那么令人讨厌

有些人总是抱怨，当专业护士被请到家里照顾病人的时候，她们总是喜欢命令仆人做这做那，非常令人讨厌。她们总是以不能忽视病人为借口，对着别人指手画脚。其实，在照顾病人的时候，的确有很多容易忽视的地方，对此仆人有着不可推卸的责任。实际上，最大的问题在于家里没有一个管事的人，来合理安排各种事务。女主人的责任就是，安排护士需要做的事情，有需要的时候适时调整护士的职责范围，使病人得到最好的照顾。只要有合理的安排，事情就会有条不紊地进行，而且能够很好地完成。这样一来，护士自然不会向仆人发号施令了。

第四章
噪声问题

▶ 不必要的噪声

不必要的噪声指的是会让病人心里产生期盼的噪声，对病人有着严重的影响。那种声音很大的噪声，对我们的耳朵的功能有着巨大的伤害，但对于病人来说，它们没有太大的影响。病人可以忽视病房外面安装脚手架的巨大声音，却难以忍受谈话的声音，即使是小声的说话也不行，尤其是熟人在门外的交谈。

当然，也有病人不受噪声的影响，他们是有轻微的脑震荡或者脑子有问题的病人。不过，不管是在何种情况下，间歇性的或者突然的尖厉的噪声，比持续的噪声对病人的影响要大得多，突然性的噪声会使病人不舒服。病人都明白这件事情，无论是什么声音把他们从睡梦中吵醒，使他们处于一种兴奋状态，这样的声音比持续不断的噪声还危险，更容易使他们焦虑不安，在长时间里极其难过。

▶ 病人第一次睡着后，千万不要吵醒他

病人睡着之后，千万不要让任何声音吵醒他，这是所有的护士都应该注意的事情。如果病人第一次睡着之后被吵醒，那么，他很难再睡着；如果病人睡

了几个小时后被吵醒,他比较容易再次入睡。这种说法听起来很荒诞,但却是事实。身体上的痛苦就像是心里的怒气,会不断地加重,阻碍病人的恢复。如果病人睡着了,身体上的疼痛就会减轻,其实,减轻的不只是疼痛,还有这种感觉,这种感觉非常舒服。疼痛发作的可能性和疼痛的强度都会大大降低,这就是睡眠带给病人的好处。这样说明,当病人被吵醒后,失去的不仅仅是睡眠,还有睡眠带来的神秘力量。对于健康人来说,如果白天睡得太多,晚上就会失眠;但病人恰好相反,睡得越多越容易睡着。

▶ 能够让病人兴奋的噪声

病房中的窃窃私语

我常常觉得非常惊讶,为什么总会出现欠缺考虑的事情,它们会产生严重的后果,但都是在不经意间发生的。有时候,医生和病人的朋友会在病房里或者病房门外的楼道上进行长时间的交谈,这样病人就会看见他们,或者觉得他们会到病房里来,而且知道他们讨论的对象是自己。如果病人是一位性格随和的人,会试着转移自己的注意力,试图不去听他们的谈话。其实,这样的做法更糟糕,导致病人的精神高度紧张,而且他一直想要转移自己的注意力,几个小时后他的身体就会吃不消。如果他们在病房中窃窃私语,那后果更严重,这样病人会在不知不觉中提高自己的注意力,使得他的精神很紧张,直到承受不了。在病房里踮着脚尖走路,在病房里慢慢做事等,都会对病人产生有害的影响,理由和上面的相同。在病房里的时候,脚步要轻快,做事也要迅速,这是非常重要的事情。千万不要慢慢走或者拖着脚走路,碰到东西的时候也不要惊慌失措。缓慢不是亲切的表现,有时会引起他们的误会;迅速、轻盈才是正确的,病人比较容易接受。如果发烧的病人看见自己的朋友和医生在门外的走道上谈话,他们的身影就会出现在病人的眼中,病人就会使劲睁着眼,想着他们什么时候会到病房来,因为病人能够听到他们的谈话声,还能看见他们。不过,这对病人是一种折磨,所以不要这样对待他们,不要让他们听见声音从而产生期盼,这会造成他们精神上的不安。有许多病例指出，这样的噪声会导致病人精神错乱，甚至会引起死亡。我就知道一个这样的例子，病人因此而死亡，正确的说法是惊骇造成的。那是在病人视线内的一次谈话引起的，谈话的声音非常小，简直是窃窃私语，谈论的内容是病人将要面临的手术。通过斯多葛派哲学中关于平静的喜悦的理论可以得知，如果用正确的方式和病人交流手术的事情，任何病人都可以接受，也会配合这个手术。也许有人会产生这样的疑问，仅仅是这次谈话使病人产生了恐惧，从而走向死亡吗？正确地说，应该是不确定的感觉使病人一直对未来充满了恐惧，心力交瘁而死亡。

门外的谈话

当医生检查过病人的情况之后，有时候会和病人的家属或者朋友讨论病情，讨论的地方就是病房外或者隔壁的房间，病人正好可以听见他们谈话的内容。这样一来，对病人的危害显而易见。

女性衣服发出的声音

在大家赞美"女性的特殊价值和普遍的感化功能"的时候，我希望大家注意到这样一个事实，那就是女性的穿着和她们的角色越来越不相配，甚至影响了她们的工作。无论是美观上还是实用上，这样的着装都是不适宜的。现在，男人比女人更适合待在病房中，人们也越来越习惯男人做这种工作。在病房里走路的时候，女性通常会拖沓而蹒跚，而男人走过时绝非如此。在这样的情况下，女人的步子怎么能够轻快呢？又怎么能够达到我们所说的稳固而轻快的标准呢？

对于病人和健康人而言，不必要的噪声是难以忍受的，是对身体和精神的双重折磨。不过，和健康人相比较，病人对这些声音更加敏感，受到的伤害也更大。

不必要的声音（也许非常小）比必要的声音（也许比较大）对病人的伤害大得多。

▶ 病人讨厌走起路来响动大的护士

所有看起来莫名其妙的喜欢之情或者厌恶之情都有其原因，在很大程度上是由一些小事决定的。

一般来说，病人都讨厌走起路来响动大的护士，有时候连病人也不知道为什么会这样。

裙子摆动过大发出的沙沙声，钥匙碰在一起的哐当声，高跟鞋踩在地板上的咔咔声，这些都是对病人有害的噪声，而且任何药物都无法弥补这些噪声带来的危害。

走起路来没有声音的女性，衣服不会发出沙沙声的女性，是我们学习的榜样。

粗心的护士在开门的时候总是会发出响声，或者是不停地开门、关门，因为她总是丢三落四，需要一次次地开门拿东西。

细心的护士会确保病房中的门窗不会发出声音。当要打开窗户的时候，她会注意百叶窗和窗帘，无论外面刮的是什么风，都不会因敲打窗户发出声音来。当晚上离开的时候，她会仔细检查这一切，让病人有一个安静的睡觉环境。如果需要病人提醒你才会去做，那么，护士还有存在的必要吗？任何阶层的病人都一样，他们都比较害羞，很难见到严格又挑剔的病人。在很多个夜晚，病人都是在难熬的噪声中度过的，而他们不会每天提醒护士忘记了做什么。

如果病房里挂着百叶窗，不用的时候就要拉上去，这是不容忽视的一点。只要有一片叶子松了，风吹来的时候就会发出声音，影响病人的正常休息。

▶ 匆忙对病人有害

匆匆忙忙、慌慌张张的行为对病人是有害的。如果想要告诉病人重要的事情，而不是和他聊天打发时间，匆忙的态度会严重影响他的心情。当病人和朋友谈论公事的时候，朋友却表现出一副坐立难安的样子，或者是希望病人不要说下去的态度，或者是想要改变话题，聊点轻松的内容，这些举止都是不适当的，会打击病人的积极性。当病人和你谈事情的时候，好好地坐在他的身边，不要表现出匆忙或者焦躁的神情；当病人需要你提供意见时，你要认真考虑后再说，并且集中注意力直到最后。

▶ 如何探视病人才会不伤害他

当你探视病人的时候，要坐在病人可以看见你的地方，这样他和你说话时才能看着你，而不用费力转头寻找你。在谈话的时候，任何人都会下意思地看着说话的人。如果你和病人说话的时候，不坐在合适的地方，就会造成病人的负担，不利于病人的恢复。同理，如果你一直站着，病人就必须常常抬起头看你。需要注意的是，当你和病人谈话的时候，不要来回走动，也不要打手势。

不要让病人重复说过的话，也尽量不要让病人要求你重复，尤其是事情过去之后。人们常常说行动不便的病人容易过于操心，但那不是他们愿意的。我常常听到这样的事情，当病人要求一个人帮忙传口信或者写信的时候，过去了半个多小时，委托人又问病人："是不是12点送过去？"或者是："你能再说一遍收信人的地址吗？"或者问一些令人气愤的问题，逼着病人去回忆刚才说过的话，想不起来只好重新做决定。一旦出现这样的事情，还不如病人自己来写信简单。许多行动受到限制的病人经常会遇到这样的事情。

我们来说下一个注意事项。不要站在病人的背后和他交谈，也不要站在门口和他说话，还有说话的时候和他的距离不要太远，也不要在病人做事的时候和他说话。

在关于礼貌这一点上，仆人们做得比较好，所以病人非常感激他们。这也说明，为什么许多病人宁愿选择仆人来照顾自己，也不愿意选择护士。

▶ 这些事情是真实存在的

这些事情都是真实存在的，绝对不是虚构出来的。如果我们考虑不周全，对病人和健康人来说，任何想法都可能使紧张的事情消失，然后再产生，不断地重复消失、产生这个过程，这样对病人的影响远远大于健康人。当病人正在思索一件事情，以便缓解心中的紧张情绪时，另外一件令人紧张的事情又在他

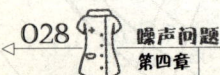

的脑海中出现，需要他去寻找新的方法来消除令人不安的想法。如果我们能够意识到这些是事实，而不是凭空幻想出来的，那么就应该牢牢记住，当病人思考的时候千万不要吓到或者打扰他们，否则会对他们造成严重的伤害。请大家记住，这是真实存在的事情，绝不是幻想出来的。

▶ 打断病人的做法会对他们造成伤害

如果病人由于爱好在生病的时候还在工作，并且思考一些事情，打断他们就会给他们带来严重的伤害。在病人精神狂躁或者昏迷的时候喂他吃东西，或者没有任何准备就让病人吃饭，这时如果你用勺子轻轻地碰他的嘴唇，引起病人的注意，他就会把东西吃下去，但你必须要保证病人的安全。不过，如果涉及的问题不是身体上的，而是精神上的，又会怎么样呢？如果你把某种思想灌输给病人，尤其是他在思考别的事情时，这样就会伤害到病人。不要突然开口和病人说话，也不要打断病人的话，让他们有口说不出。

▶ 对于健康人

上面这条原则不仅适用于病人，同样适用于健康人。如果一个人说话时经常被人打乱，长时间下来他的脑袋一定会混乱。虽然这个过程不会太痛苦，后果却是非常严重的。对于病人来说，痛苦的感觉就是在告诉我们，他们正在承受着伤害。

▶ 别让病人摔倒

当病人起床活动时，不要突然向他的正面走去，也不要从后面去追他，更不要传递信件或者口信，你可以趁着病人睡觉的时间把这些东西放在他的枕头边。我见过一名护士突然走进病房，从而导致病人摔倒在地上。这是一个意外事件，再细心的护士也不能保证不会出现这样的事情。但是，从另一个角度而言，它也可以不是意外事件。人生病的时候身体比较虚弱，肯定不会走太长的路，如果你能够耐心地等待几分钟，等到他停下来，这样的意外就可以避免。对于病人来说，让他突然停下来听你说话会消耗大多的精力。你知道吗？许多护士和朋友都做过这样的事情，所以我的警告绝对有必要。

▶ 病人不喜欢惊奇

经常听到这样的抱怨，说病人在没人看着的时候总是做很多事情。的确是这样。如果护士考虑得不够周全，不能把该注意的注意到，该做的事情做完，那么，虽然病人的身体很虚弱，他仍然会发现自己做一些事情远远比叫护士来做要省力得多。为了做这些事情，病人会去估算什么时候护士不在，他们不希望自己从床上移动到椅子上，或者从一间屋子走向另一间屋子，或者在楼道里的时候碰见护士，听她们唠唠叨叨地说一些话。在这些时候，病人如果被叫住就会非常不安。这时，你要保证一天内一个处在这样状态的病人只能出现一两次这样的情况，并且一个小时内不能超过一次。的确，在这种情况下，护士或者病人的朋友很难保持冷静。即使一个病人能够走路，他也不一定能够站得稳，或者是站得住。对于病人来说，在所有的姿势中，站立是最难保持的。

晚上安置好病人后，你在病房做的任何事情都可能会影响他的睡眠，使他休息不好。如果你在病人睡着之后吵醒他，你就犯了一个很大的错误，病人会整个晚上都不舒服。

我想给护士或者病人的朋友一个警告，这个警告同样适用于致力于病人病情的医生。当病人和你进行完长时间的兴致勃勃的谈话后，一定要记着回病房看看他，这样你才能了解他真正的状况，而不是通过谈话或者他的神情来判断他的健康状况。如果可能的话，你要想办法知道病人和你谈话后的那个夜晚是怎么过的。

▶ 为病人做太多事的坏处

人们很少在用劲的时候晕倒，通常发生在用劲结束之后。在用力的时候，不会表现出什么，结束之后才会出现各种后果。因此，如果你用病人兴奋时所表现出来的状况来判断他的身体健康状况，这绝对是一件错误的事情。很多人

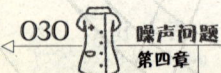

就死于那些看似"对他们没有坏处"的事情上。

一定要注意，当病人在床上躺着时，绝对不要靠着床边上或者坐在床上，也不要让床摇晃，最好是不要接触到病人的床。因为你在做这些事的时候，病人会非常难受。如果你摇晃病人坐的椅子，他的脚会使整个身体保持平衡；如果你摇晃病人躺着的沙发或者床，他的整个身体都在你的控制下，只要有一点点振动，他的全身都会感觉到。

▶ 臆想病人和真正病人的区别

在这里我们要明确指出一点，不管是在这里提到的病人还是其他地方说的病人，里面都不包括忧郁症患者。护士教育中非常重要的一课就是，一定要分清楚什么是真正的疾病，什么是臆想出来的疾病。虽然应对臆想病人也是护士职责的一部分，但真正的病人和臆想病人需要的护理是不同的，甚至是完全相反的，有着相反的特点。下面，我们将会提到很多的病症，让大家明白什么是真正的疾病，什么是臆想的疾病。

一般来说，抑郁症患者在护士看不见的时候，会做许多当着护士的面不会做的事情。我见过很多这样的病人，该吃饭的时候不吃，如果你把饭藏在抽屉中或者是其他的地方，他们会在晚上或者没人的时候把饭拿出来吃掉。不过，他们这样做的目的是为了隐藏自己心中的真正想法。相反，真正的病人经常会向医生、护士、朋友夸口一些事情，自己的胃口非常好，可以自由地行走，等等。

▶ 对病人要简明扼要

在所有的事情中，简明和决心对病人很重要。把你的想法简明扼要地告诉病人，说话的时候要显得主意已定，即使心里还有些怀疑和犹豫，也不要在脸上表现出来，更不要把怀疑和犹豫告诉你的病人，非常小的事情也一样（越小的事情越应该这样）。让你的怀疑停留在你的心里，让你的决心成为病人的决心。《荷马史诗》中描写的那些人，他们每个人都在认真思考，把思考的过程全部说出来，无论是和结论相同的还是相悖的，他们都会说出来，这样的人绝对不适合照顾病人。

▶ 犹豫不决对病人有害

犹豫不决对病人是不利的，也是所有的病人都害怕的。当病人犹豫不决的时候，他们不会找别人商量，或者把自己的想法告诉别人，而是自己收集各种材料，然后再做出决定。不管是手术还是一封信件，如果别人改变了注意，对病人就是一种伤害，甚至比让他们做出一个可怕的决定还要严重。一般来说，人在生病的时候更容易胡思乱想。所以，如果你的想法一直在变，这个小时是这样的，下个小时又改变了，这样病人就会想很多的事情，还要考虑他的想法是不是正确，是不是符合你所说的话，等等。如此一来，病人就会非常劳心，因为你使他的想法不停地跑来跑去，就好像不停地移动他，从一个地方到另一个地方。

总而言之，在进入病房的时候要干脆利落，离开的时候也不要拖泥带水，但也不要突然之间冲进去，毫无预警地冲出来。而且，当你在病房外的时候不要让病人等你，当你在病房中的时候也不要让他盼着你出去。你的言行举止都要简洁有力，表现出你的决心，这一点对病人是非常重要的。在病房里的时候不要匆匆忙忙、慌慌张张的，这一点也很重要。在病房里的时候要把握好分寸，不要犹豫不决，也不要匆匆忙忙。

▶ 病人不要操心太多事情

如果一位病人不但要操心自己的事情，还要操心护士是不是及时做完了她的事情，例如她会不会准时来到病房，一切是不是都准备就绪了，她的情绪是不是稳定，等等，如果他要操心其中的一件事情，或者多件事情的话，那么，没有护士会对他更好一些。尽管护士可以给他提供许多方便，能够做很多有意义的工作，但不管自己的身体多么虚弱，他都习惯自己来处理所有的事情。

▶ 大声读书

关于读书这个问题，我的经验告诉我，当病人身患重病自己不能阅读的时候，他们非常讨厌别人为自己读书，孩子、眼病患者、没有受过教育的人除外。相

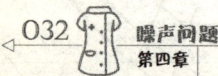

反,那些身体状况比较好,或者是身体上的痛苦比较轻的病人,喜欢让别人为自己读书。当病人发高烧或者脑部有问题时,别人的阅读声对他们是一种折磨,并且会让他们的精神错乱。很多人认为读书可以让病人更好地休息,但我不这样认为。在给病人阅读的时候,需要注意两点:

读书的声音要缓慢、清楚,语调也要平稳

如果有一些东西必须读给病人听,阅读的时候要缓慢。人们经常有这样错误的认识,觉得用最短的时间把东西读完对病人才是最好的。他们读得急促不清,飞快地读给病人听,语速非常快,这真是一个极大的错误。曾经,魔术师豪丁说过,慢慢地讲完一个故事,会让这个故事显得比较短。同理,这个说法也可以用在为病人阅读上。我常常听见病人向阅读者抱怨说:"不用读给我听,你只要告诉我是什么事情就可以了。"因为病人知道读者会读得飞快,没有任何节奏,像是把所有的部分搅和在一起一样,而且读的时候没有选择,遇到不重要的部分不是跳过,而是喋喋不休地读个没完。当读者的注意力不集中时,还会停下来寻找读到了哪里,或者是读错了段落,等等。在这种情况下,病人是非常痛苦的。不过,很少有人知道怎样读才适合病人。很少有人觉得读书声比说话声听起来要舒服。在读书的时候,有些听起来像唱歌,或者犹豫不决,或者结结巴巴,或者匆匆忙忙,或者嘟嘟囔囔,而说话的时候绝不会这样。给病人阅读的时候语速一定要慢,而且要清楚,宁可枯燥无味也不要搞怪,更不要像唱歌一样,声音大一些但不能刺耳。最重要的是,时间一定不要太长,一定要在病人可以接受的范围。

读书的时候不要咋惊咋恐

在病房里为自己读书或者是读一些令病人觉得有趣的东西(其实是阅读者自己觉得有意思的东西),这样的做法是不对的,是欠缺考虑的。在你读书的时候,你有没有考虑过病人在想什么?你认为有意思的地方他也觉得有意思吗?你觉得书中的内容令你开心的时候他是不是也开心呢?你是不是想过,当你给病人读书的时候，他的注意力是不是跑到别的地方去了？因此，无论是给病人读书还是给健康人读书，不管你读书的时候他是在认真听还是在思考别的事情，如果你自己沉浸在读书的喜悦中，忘记了观察听着的感受，你是无法体会他内心的感受的。一般来说，病人都是和蔼可亲的，也是非常有礼貌的，即使他们不喜欢你的阅读，并且确定你打扰到了他们，他们也绝对不会告诉你。

▶ 楼上的人

现代的建筑物比较容易损坏，从楼梯和地板上你就可以感受得到，楼层越高，摇晃得越厉害。我们想象一下，如果有人住在病人的楼上，将会给他带来多少麻烦和焦虑。在坚固的老房子中，摇晃和噪声要小得多。幸运的是，绝大多数医院都是老房子。住在修建得不够结实的房子中，很多因素会让病人头疼，某些疾病更是难以忍受这些问题。如果你不能断定病人楼上的屋子不会租出去，那么，最好把病人安置在顶楼，即便多爬几层楼梯也是值得的。否则，病人就很难从烦躁不安中摆脱出来。当病人告诉你，楼上的走路声就像是踩在他的心上时，你千万不要不以为然。谨记，对病人来说，"看"不到的声音都是突然的，是难以忍受的。我非常确信，敏感易怒的病人即使能够忍受自己房间中的声音，也难以忍受头顶上的或者隔壁的声音，如果他的屋子和隔壁的屋子只是被一道薄薄的墙隔开。只要能够保持安静的环境，任何的付出都是无所谓的，因为离开了安静的环境，新鲜的空气和细心的呵护都病人来说都是毫无意义的。

接下来我要说一下音乐对病人的作用，这一点很容易被人忽略掉。实际上，为病人提供音乐需要付出昂贵的代价，现在依然如此，所以一般的情况下不会把音乐用在护理之中。不过，管乐、声乐、弦乐能够发出连续不断的声音，对病人的作用是正面的；而钢琴的声音不是连续的，对病人有着负面作用。最好的钢琴音乐也会对病人产生坏的影响，但弦乐器弹奏出的《家，美好的家》这类的曲子可以安慰病人，使他们平静下来。而且，不会让病人产生联想的音乐对病人最好。

第五章
变 化

▶ 变化可以加快病人的康复

对于一个老年护士或者老年病人来说，如果他们总是面对着同一面墙壁、同样的天花板，周围的环境从来不会发生变化，那么，他们的精神将会承受巨大的折磨。

突然受到疼痛袭击的人要比神经上有问题的人更注意周围的环境，因为在疼痛的间歇中，他们可以观察周围的事物，寻找自己感兴趣的东西。我认为病人能够寻找到快乐的前提是，他们没有被关在同一间房屋中。无论病人得的是什么病，也不管他们在承受着怎样的痛苦，他们周围单调的环境造成了他们大部分的压抑和沮丧。

单调环境对神经系统的影响类似于单一食物对消化系统的影响。我们来想象一下，如果一个人十几二十年只吃煮牛肉，会对他的消化系统产生什么影响呢？

▶ 颜色和形状有助于康复

在所有的事物中，美丽的事物，尤其是色彩鲜艳的事物，对病人的影响很难说清楚，也很少有人意识到这一点。

病人对颜色的渴望称之为病人的"花哨"。毋庸置疑，病人对颜色确实存在着渴望，尤其是渴望两种相互矛盾的事物时，这种渴望更加明显。更多的时候，病人的"花哨"对他们的康复有着有利的影响，而且非常有价值。如果护士能够注意到这一点，事情就会向更好的方向发展。

我见到过这种情况，而且作为一名高烧病人时也亲身经历过，发烧的病人躺在病床上，最难以忍受的事情是看不见窗外的风景，只能看着窗外树上的疤痕，这是唯一能够见到的东西。我永远也不会忘记那一幕，当高烧病人收到一束色彩鲜艳的鲜花时，他是多么兴奋。我自己也经历过类似的事情。有一次，我发烧的时候收到了一束野花，不久后就康复了。

▶ 这是事实，而不是臆说

人们认为颜色的影响只是精神上，其实，颜色对身体也有着重要的影响。虽然我们还不清楚颜色、形状、光线的具体作用，但它们对我们身体的影响是真实存在的，绝对不是想象出来的。

对于病人来说，形状的变化和颜色的绚烂确实可以加快康复的速度。

不过，形状和颜色的变化要一步一步来，必须要缓慢地进行。例如，你让病人一口气看十几幅雕版图，病人肯定会非常疲惫，甚至会晕倒，或者是加重病情。但是，如果你在病人的对面挂上一幅画，每天换一幅，或者是一个星期换一幅，甚至是一个月换一幅，病人的心情就会非常好，因为他喜欢这样的变化。

▶ 鲜 花

在病房中会发生各种各样的事情，没有比这种做法更愚蠢的了：护士让病人居住在空气不新鲜的病房中，空气中含有大量的二氧化碳。这时，护士还拒绝病人的要求，不在病房中放置鲜花或者是小盆的绿色植物，她的理由是这些东西会危害病人的健康。现在，没有人批评摆满了植物的屋子或者病房，因为人们呼出来的二氧化碳会污染空气，使空气变得不再新鲜。如果我们在房间里放上植物，植物就可以吸收这些二氧化碳，并且释放出氧气。而且，放在瓶子中的鲜花也可以分解水，释放出氧气。虽然有些花（例如百合）的气味对神经系统有害，但我们可以通过花香分辨哪些花是有害的，从而很好地避开它们。

▶ 肉体可以影响精神

关于精神影响肉体这个问题，我们已经说了很多了，也有很多著作在讨论这个问题，许多说法都是正确的。不过，我想说一下肉体对精神的影响。当你自己非常焦虑的时候，如果你仍然坚持每天去散步，或者是去乡下度假，或者是去朋友家做客，在你做这些事情的时候，你的焦虑在不知不觉中减少了许多。同样处在焦虑中的人，如果他们没有想到换一种环境，那么，他们的焦虑将会越来越严重。其实，"变化"可以把人们从困境中解救出来，缓解人们的烦闷心情。

如果离开了"变化"这种外在帮助，连骨折这样的小病都很难康复，必须要借助于变化的力量让病人的想法产生变化，骨折的部位才能慢慢地恢复健康。的确，生病时没有变化是最难忍受的，就像骨折时用石膏固定住受伤的部位，必须一直维持那个姿势，一动也不能动。

▶ 让病人的思想不枯燥

一些受过良好教育的人总是自称为护士，这是一种很奇怪的现象。他们不停地改变自己的目标，转换自己的工作。当他们照顾躺在床上的病人时，他们就让病人一直躺着，对着一堵白色的墙，从来没有想过做一些事情改变病人精神上的枯燥状态。他们甚至不知道移动一下病人的床，让病人可以看见窗外的景色。这么简单的事情他们就没有想到过，只是把病床放在屋子中最黑暗、最寂静、最偏僻的角落。

我认为健康人常常会犯这样的错误，他们认为病人只要稍微控制一下，就可以减轻思想上的痛苦，不会对病情造成任何影响。请相信我，每一个病人都是非常好的，他们无时无刻不在控制自己，努力让自己表现得好一点，他们付出的努力是你无法想象的。任何一点响动都会让病人难受,如果他没有向你抱怨,也没有表现出不高兴的话,这完全得益于他的努力自我控制。

你可以想象一下,如果让你每天熬夜,还不准你喝茶,反而告诉你要学会自我控制,你会有什么样的感受呢?其实,病人的精神状态和你天天熬夜时的状态是一样的。

▶ 补充病人体力上的缺乏

护士在照顾病人的时候,总是格外注意病人的饮食问题。但是,你有没有想过,如果我们能够带给病人一些快乐的想法,他们的精神状态就会好一些,也会松弛一些?我们可以送给病人一些花,或者是其他的漂亮东西。光线本身就可以使人的精神愉快,病人渴望着恢复健康,最主要的目的就是要享受阳光。当病人想到曾经的生活是那么光彩照人时,他的心情就会很低落,觉得现在的生活难以忍受。

其实,无论是男人还是女人,都要做一些体力劳动,只有非常娇弱的贵族小姐不用做,她们连穿衣服都有人伺候。这些贵族小姐和病人没有什么不同,就连精神状态也是一样的。你也许意识不到体力劳动对你的重要性,但是如果不让你从事任何体力劳动,你的精神就会烦躁不安,类似于病人的精神状态。

如果病人有足够体力的话,就让他去做一些针线活、一些书写工作或者一些清洁工作等,因为这是他精神的寄托,对他有着重要的意义。也许你无法理解这一点,但这真的是放松精神的好方法。尽管很多人认为阅读是病人唯一能够做的事情,但阅读并不能使病人放松心情。你现在拥有的多姿多彩的生活和称心如意的工作正是病人所欠缺的,记住尽可能让病人做一些他们喜欢的事情。

需要注意的是,如果病人的劳动过量,也就是做过多的针线活、过量的书写工作或者是其他连续的事情,对病人也是有害的,那会让病人焦躁不安,和缺乏体力劳动的结果相同。

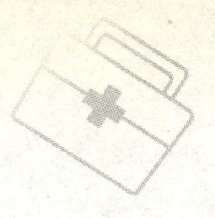

第六章

饮 食

仔细观察病人的人都会发现,每年有成百上千的人在食物充足的情况下饿死,因为他们的饮食不合理。有些人总是希望病人去做他们做不到的事情,而不是花费心思去寻找适合病人的饮食,病人则常常拒绝去做自己很容易做到的事情。

例如,大部分身体虚弱的病人不能在上午11点之前吃固体食物,即使11点之后,如果他们的身体非常虚弱的话,还是不能吃固体食物。因为虚弱的病人常常在夜里发烧,早晨的时候嘴里就会比较干,在这种情况下吃东西对身体非常不利。每个小时给病人吃一勺牛肉羹、一勺竹芋粉和酒或者一勺鸡蛋羹,这些东西足够供应病人所需要的营养。如果病人能够吃东西,而且他也不反感吃这些东西,那么,吃这些东西是完全可以的。稍后可以让病人吃一些固体食物,但要注意吃的时候不要消耗太多的精力。对病人来说,固体食物有助于他们恢复健康,但食用的时候要小心。我常常听别人说,让病人吃羊肉片、鸡蛋或者是火腿,这种做法是不对的,因为病人的身体无法消化这些东西。

每隔三个小时,护士就要让病人喝一杯茶,还可以在茶中放一些食物。如果病人的胃无法消化这些食物,可以每个小时喂病人一勺食物。如果这样还是不行，那就每隔25分钟喂病人吃一些东西。

需要注意的是，在私人看护中，病人更容易受到伤害，这是缺乏对细节的重视造成的。在医院中，护士和医生之间有着一种默契，这是长时间的相处形成的，使得他们可以相互帮助；在私人病房中，医生和病人的朋友之间缺乏这种默契。

▶ 饮食上的细节决定了生命

如果我们能够知道，十分钟的饥饿或者十分钟的饱胀（当病人需要在时间间隔非常短的情况下吃东西时，如果病人的饮食稍有偏差，病人就会感到饱胀）对身体虚弱的病人来说意味着什么，我们就会更加小心，避免此类事情的发生。对于身体非常虚弱的病人来说，常常出现难以吞咽的情况，如果不能在规定的时间给他们喂食，任何鼓励他们吃饭的话都会引起他们的逆反心理。一定要安排好病人进食的时间，中间的间隔要适当，不到进食的时间，不能给病人吃任何东西，而且要按时给病人进食。提前或者延迟几分钟都是不行的，这和几个小时的差异没有什么区别，带来的不良后果一样。为什么几分钟就这么重要呢？因为这几分钟常常会决定病人的生死。

对于一些病情非常严重的人来说，几分钟就决定了他们的生死，尤其是在医院中，这样的事情更是常常出现。在医生和护士的精心照顾之下，许多生命垂危的病人获得了重生，其中一个重要的原因是食物，医护人员精心选择适合病人的食物，而且准时喂食。

▶ 慢性疾病病人常常被饿死

在慢性疾病的病例中，疾病持续的时间常常是几个月，甚至是好几年。在这种情况下，不准时的喂食会对病人造成严重的危害。我知道许多这样的例子，只要多一些注意和灵活性，完全可以避免悲剧的发生。时刻注意病人的情况，询问他们可以吃什么东西，遵守准时进食的规则，当病人陷入昏迷时立刻调整他们的进食规律，不要打乱病人的生理时钟，随时注意意外情况的出现，这一

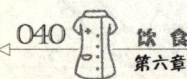

切都需要仔细观察、勤动脑,而且要具有灵活性,还要有坚定的意志(这也是一个护士应该具有的素质),这样就可以避免意外的发生,挽救许多生命。

▶ 不要把食物放在病人的床边

有些护士把病人没有吃的食物放在病床上,希望病人想吃的时候就吃,这样做只会使病人失去胃口,什么时候都不想吃东西。我就遇见过每一顿都不吃饭的病人,就是因为护士忽视了这一点,总是把食物放在病人的床上。准时把食物送到病人的面前,无论病人是不是食用,一定要及时拿开。如果你不想让病人失去胃口,就不要在他的病床上摆一些东西,好像随时等着他吃一样。

关于这个问题,我也碰见过这样的例子,医生询问病人,结果拯救了他的生命(病人生病的原因就是不吃东西)。医生问病人说:"你是不是任何时候都不想吃东西呢?"病人回答说:"不是的,我可以在某时某刻吃东西。"然后,医生就在那个时刻让病人吃东西,结果证明这种做法是正确的。不过,很少有病人告诉你想什么时候进食,这要靠你自己去观察,并且找到规律。

▶ 除了病人盘子中的食物,不要让他看见其他的任何食物

如果可以的话,不要让病人看到别人的食物及自己吃不完剩下的食物,或者闻到这些食物的气味,也不要让病人听到关于食物的谈话,或者见到未加工的食物。否则,可能会导致病人吃得过多或者不想吃东西。

在医院的病房中,几乎不可能做到上面的要求。因为病人时时刻刻都需要照顾,护士需要随时注意病人的情况,在这种情况下,护士不可能去病房外面吃饭。这时,即使病人没有注意到护士在吃饭,他的饮食也会受到影响。而且,有的病人会意识到这一点,抱怨自己没有食欲。我就知道一个这样的例子,护士以为病人没有知觉,于是就在病房里吃饭,不一会儿病人就责备护士不应该这样做。

在良好的医院中,必须准时供应病人的食物,而且要有这样的规则:当病人进食的时候,护士什么都不能做,而是要走得远远的,这样才能避免一些不

必要的麻烦。在私人病房中，我曾经见到过这样的情况，护士在病人吃饭时打扫卫生，或者在一旁走来走去，或者也打算吃饭。

如果病人在吃饭的时候是一个人，不会受到任何打扰，这是最好的。即使病人需要喂食，在喂饭时护士也要注意，不仅不能让病人说话，自己也不要说话，尤其是不能谈论食物。

如果病人在生病的时候还要处理公务，也不能打破上面的原则。也就是说，当病人吃饭的时候，任何人都不能把公务带给他，也不能和他讨论公务，在吃饭之前或者之后的一段时间内，也不能和病人讨论有趣的话题，或者让他处理公务，这样会导致病人没有心思吃饭。

这些原则决定了病人能够吃下多少饭，完全遵守是最好的。如果病人非常合作，也会强迫自己吃东西。遵循这些原则会使病人充分吸收食物中的营养。

▶ 对病人的食物投入再多注意也是应该的

护士不能让病人喝过期的牛奶，也不能让病人吃变质的肉类，或者是坏了的鸡蛋，或者是没有煮熟的食物，等等。不过，有些护士总是把这些东西拿给病人，而这些东西是不是坏的很容易分辨出来，只要用眼睛看或者用鼻子嗅就可以。一个聪明的护士决不会把坏的食物拿给自己的病人，因为这样不仅会使病人难受，还会使病人对自己失去信心，护士会迅速地把坏的食物换成好的食物，然后再端给病人。需要注意的是，病人的消化能力是正常人的一半，如果再让他食用变质的食物，他的消化功能会变得更差，这样一来，怎么能够吸收足够的营养呢？

如果护士是一个善于思考的人，而不单单是一个搬运工，她就应该在这些事情上多多注意。我们经常会遇到这样的事情，病人吃第一顿饭的时候没有胃口，所以仅仅吃了一点；第二顿的食物坏了，导致病人不想吃；第三顿由于突发的事情使病人没有吃好，而照顾他的护士也没有想办法补救。这样一来，病人一整天都没有吃多少固体食物，护士也不会想到让他在晚上配着茶吃一片面包，或者是调整他的进食时间，把吃饭的时间提前一两个小时。一般来说，病人在下午两点的时候不会想吃东西，对提供给自己的食物动也不动；等到晚上七点的时候，他却很喜欢吃东西。不过，很多护士没有注意到这个情况。她们认为病人可以考虑自己的事情，因此把进食这件事交给病人自己处理。我可以肯定地说，病人宁可护士不管他，也不会去教护士怎样来照顾自己。对病人来说，告诉护士什么是应该做的，什么是不应该做的，这是些没完没了的事情。人在生病的时候没有精力来处理这些事情，更不愿意教别人如何做事，尤其是为自己做事。

▶ 护士在考虑病人的饮食时需要遵循的一些原则

护士在考虑病人的饮食时，一定要遵守某些原则。你应该了解一下病人过去能吃多少东西，也应该注意他现在能吃多少。在私人家庭的病房中，病人一般都会按照护士的要求来饮食。不过，护士为病人提供的食物是有限的，也不是她提供什么病人就喜欢什么，或者是她能做的病人就满足。例如，病人今天吃了一些开胃的东西，他非常喜欢，但第二天护士无法弄来这些东西，病人就会吃不下，心里也会不舒服。护士必须要想办法弥补这种缺陷，随时消除意外事件带来的不利影响。虽然护士能够尽心安排好一些事情，但还是会遇到突发事件，这些事件会造成病人的恐惧不安，这时他们会感到非常无助，护士要想办法消除病人的这种情绪。

▶ 擦干病人的茶杯

还有一个需要注意的地方，不要把水溅到病人的托盘上，换句话就是，病人杯子的外沿一定要保持干爽。当病人端起茶杯喝水的时候，一定会把托盘也端起来，这样，茶杯中的水可能会溅到被子上，或者是滴到床单、睡衣、枕头上。如果病人是坐着喝水的，就比较容易弄脏衣服。你也许不知道，你的不小心会造成病人的不舒服，进而影响到病人的食欲。

第七章
饮食需要注意的问题

▶ **饮食上常犯的错误——牛肉茶点**

　　护士在照顾病人的饮食上经常会犯一些错误，牛肉茶点就是其中的一个。在所有的食物中，她们认为牛肉茶点的营养价值最高。请你把一块牛肉放到牛肉茶点中去煮，直到所有的水都蒸发干，然后看一下牛肉变成了什么样子，你会发现一品脱的牛肉茶点中的固体营养物质还没有一勺。当然，其中也有一些对健康有利的营养物质，但在牛肉茶点中的含量非常少。当病人的病情比较严重时，这样的食物对他而言是不错的，但对于健康人或者是康复中的病人来说，它的营养含量太低了。

▶ **没有蔬菜的食物**

竹芋粉

　　许多人有着这样的认识，他们觉得一个鸡蛋的营养大约等于一片肉的营养，其实并非如此。而且，很少人会注意到，对于许多病人而言，尤其是精神高度紧张或者脾气不好的病人，食用鸡蛋对他们并不好。所有的布丁中都含有鸡蛋，所以都是不适合的食物。把鸡蛋和料酒混合在一起搅拌，这样病人才能把鸡蛋中的营养物质吸收，这也是惟一的方法。在病人不吃鸡蛋的时候，肉食是帮助病人快速康复的最佳饮食。在英国，坏血病给无数的人带来了痛苦，坏血病的起因就是缺乏营养。护士总是用肉食来给病人补充营养，而忽略了蔬菜的功能，即使有一些蔬菜，但做得不好，病人也不会吃，总是扔在一边。在补充病人缺乏的营养时，护士还会采用的一种食物是竹芋粉。竹芋粉能够促进葡萄糖的吸收，还有利于病人的康复，做起来也比较简单，是一种非常不错的食物。不过，竹芋粉只是由淀粉和水组成的，营养价值不高。相对来说，面粉的营养更高，而且不容易变质，我认为比竹芋粉要好得多。

牛奶、黄油、奶酪等物质

对病人来说，牛奶和奶制品也是非常重要的。黄油是动物脂肪中最轻的物质，它的营养价值也是很高的，还有助于病人吃下更多的面包。我们已经说过，面粉、小麦、燕麦、大麦等食物，比竹芋粉、西米、木薯的营养价值高，也更容易保存。对于慢性患者而言，奶酪是必不可少的食物，它的重要性远远高于其他的食物。就消化难易度来说，奶酪和牛肉茶点类似，比牛奶要容易消化。其实，大多数病人能够消化奶酪，很少出现意外情况。不过，干酪就不是那么容易消化，但它的营养价值很高，能够为病人提供新陈代谢需要的营养。我见过许多病人希望能够吃一些干酪，这充分说明了干酪的价值。

虽然牛奶是一种很好的物质，但如果牛奶变质了或者发酸了，它就会成为对病人有害的物质。如果病人食用了变质的牛奶，很容易导致腹泻。因此，护士要格外注意。在大医院里，护士们非常注意这一点，即使是对穷困的病人也是一样。在这些医院里，为了保住牛奶不变质，夏天总是用哈姆湖中的冰块来保存。在私人病房中，病人在夏天喝的牛奶几乎没有新鲜的，因为私人护士不明白变质牛奶的影响。如果你能够想到，在病人的茶点中，只有牛奶才具有营养价值，几乎所有的英国病人都是靠茶点在维持着生命，这样一来，你就会明白牛奶的重要性，也会理解保证牛奶质量的必要性。白脱牛奶和我们所说的牛奶不同，但也有自己的价值，常常给发烧的病人食用。

甜食

在说到病人的饮食时，我们提到了各种食物的营养价值，使我们很难确定病人应该食用什么来提供他们身体新陈代谢所需要的能量，他们能够吃什么东西，不能吃什么东西。你不能按照书上的内容给病人安排饮食，也不能用分析组成的方法来理解病人的身体，更不能在一个单子上写出食物的含碳量和含氮量，依此来为病人制定饮食计划。护士要仔细观察病人的状况，这种观察对医生也是有帮助的，病人的一些臆想也可以帮助护士了解病人的情况。例如，糖是所有的食物中营养价值最高的，它的含量只有碳，很多书籍都说它是最适合病人的食物。但是，在英国的所有病人中，不管是男女老少，是在医院或者私人病房中，没有人喜欢吃甜食。我从来没有听说过，有人健康的时候不喜欢吃甜品，病倒之后会喜欢吃。相反，许多人在健康的时候喜欢吃甜品，生病之后却不喜欢吃了，就连茶水中也不让放糖。他们的味觉变迟钝了，不再喜欢吃布丁和甜品，而是喜欢吃刺激性比较强的、能够开胃的食品。不过，坏血病患者是一个例外，他们最喜欢吃甜食和果酱。

果冻

果冻也是护士或者病人的朋友经常让病人食用的物质。果冻即使在固体的形态下也没有什么营养价值，很多人还把果冻溶解在水中，然后加上一些胶状物质，然后弄成形状比较大的东西拿给病人吃，仿佛体积的大小代表了营养价值的大小。现在我们知道了，果冻不仅没有营养，还容易引起腹泻，给病人带来不利影响。如果护士相信果冻可以提供病人所需要的营养，就可能让病人营养不足，但看起来病人依然吃了许多东西。如果你一天让病人食用100勺果冻，其实也就是喂了病人100勺水，包含的物质主要是水和胶质，而含有的营养物质少之又少。

不过，胶质中含有大量的氮，氮也是营养物质的组成成分。牛肉茶点也是这样，它里面含的是固态氮，因此有一定的营养价值。

牛肉茶点

克雷斯第森博士说："即使病人不想吃任何食物，护士还是可以静心准备一些稀释的肉羹或者牛肉茶点，任何阶层的人都可以接受这些东西，还可能乐此不疲。胃病患者或者高烧病人更是如此，除了牛肉茶点和稀释的肉羹，他们什么东西也不吃，常常依靠这两样东西度过几个星期，甚至是几个月。"我们知道，一品脱的牛肉茶点中水的含量高达四分之一，博士为什么会鼓励食用这两种食物呢？他的回答是："在这些食物中，只要有四分之一的物质是有营养的，就能够满足病人身体的新陈代谢所需要的营养。"其实，这是治疗上其他方面的问题。

观察后可以得知，把少量的牛肉茶点混合到其他的营养物质中，会大大提高牛肉茶点的营养价值，这和它含有的固体营养物质的量有着密切的关系。

为什么果冻没有营养价值，而牛肉茶点就有呢？直到目前为止，还没有人找到这个问题的答案。不过，有一点是非常确定的，只有仔细地观察病人的状况，才能找到适合他们的饮食方法。

▶ 决定病人饮食安排的不是食物的化学成分，而是护士的细心观察

在决定病人的饮食时，食物的化学成分没有什么意义，它代表的只是食物中碳元素和氮元素的含量而已。化学成分的清单告诉我们，食物是由什么组成的，又是怎样排列的，含有何种物质等，仅仅是这样。一般来说，病人的胃是由其他的原则决定的，而不是食物中碳含量或者氮含量。毫无疑问，这些法则存在于我们的周围，只要仔细观察就能发现。它们告诉我们的是活生生的成分，是会随着实际情况变化的，和实验室中的化学成分有着明显的区别。虽然有机体的化学成分非常重要，但实验室中的分析无法帮助我们了解疾病在人体中的

发展变化，也无法探测身体的修复过程。

我再次重申，牛奶和奶制品的价值非常高，但它们的作用常常被忽视。半品脱牛奶中的营养物质大约等于四分之一磅的肉中含有的营养物质，但这不是最主要的方面。我们需要关注的是病人的胃能够吸收什么营养物质，病人的胃决定了病人应该吃什么，而化学成分不会告诉我们这些。病人的胃会做出选择，对健康人来说很好的食物，可能会给病人带来致命的危害。对于健康人而言，牛肉是所有肉类中营养价值最高的物质，但对病人来说，牛肉是最差的物质，因为病人的胃的功能非常差，无法吸收牛肉中的营养物质，让他们吃牛肉就跟不吃东西一样，甚至是更糟糕。相反，如果健康人每顿都吃一点牛肉茶点，很快他就会感觉到饥饿，甚至是浑身无力。

▶ 家庭自制的面包

据我了解，许多病人在长时间里没有吃过面包，因为他们不能食用面包师傅烤出来的面包。这种情况一般发生在乡下，但并不是所有的病人都是这样。许多病人可以食用家庭自制的面包或者黑面包，这是非常不错的食物。而且，它们还可以代替通便剂，小麦蛋糕也可以。

▶ 缺乏对病人饮食的细致观察

在为病人制定食谱的时候，主要的依据是病人的胃口，仔细观察病人喜欢吃什么，能够吃什么，注意收集这方面的信息，而不是去分析食物的成分。安排病人的饮食是一件非常重要的事情，它的重要性仅仅次于病人对新鲜空气的需求。

医生一天通常去探望病人一次，甚至是一个星期去探望病人一两次，如果没有病人自己或者仔细观察病人的人提供的信息，他们根本不知道病人的胃能够消化什么东西，不能够消化什么东西。医生唯一能够确定的事情是，病人现在的状况和上一次检查的结果相比较是变好了还是变坏了。因此，护士的工作是非常重要的，她要时刻注意病人的状况，仔细观察她给病人提供的食物有着什么作用，并且及时向医生报告。

护理人员通常不会注意这些情况，如果护士能够仔细地观察病人的饮食状况，及时把这些情况提供给护理人员和医生，那么，将会带来难以估计的好处。

▶ 茶和咖啡

明智的人会反对病人喝太多的茶，但鲁莽的人总是认为越多越好。你仔细观察一下英国的病人就会发现，几乎所有的病人都喜欢喝茶，这样的喜好是自然形成的，但随意的安排一定会出问题。虽然茶或者咖啡有助于病人的康复，但如果让病人喝太多的茶或者咖啡，这样一来会降低病人的消化能力，而病人的消化功能已经非常弱了。一些护士知道一两杯茶或者咖啡对病人的康复有利，她们自然而然地推断三四杯茶或者咖啡能够起到双倍效果。然而，事实绝非如此。不过，直到目前为止，对英国病人来说，还没有什么东西能够替代茶，他们可以不吃东西，但是不能不喝茶，如果不喝茶的话，他们就没有胃口，一点也不想吃东西。如果有人能够告诉我病人饮用过多的茶的好处，我会非常高兴的，因为我只知道喝太多的茶会让病人晚上难以入睡。在早晨五六点钟的时候让病人喝茶，喝完茶后经常会不自觉地入睡。接下来的一整天病人都睡不着，只有这个时候能够睡两三个小时。同时，你一定要记住，下午五点之后千万不能让病人喝茶或者咖啡。一般来说，病人在晚上的时候不容易睡着，如果你再让他们喝茶或者咖啡，他们就更难睡着了。茶可以消除人们的疲劳感觉，导致病人的精神处于兴奋状态，使他们整夜睡不着觉。我知道的英国病人只有斑疹伤寒症患者不喜欢喝茶，当他们喜欢喝茶的时候就表示病情开始好转。对于病人来说，他们觉得舌头干燥不清爽的时候，就会想要喝茶。虽然咖啡比茶更容易让人恢复精神，但是对病人的消化系统有害，还是让病人的口味决定吧。当病人感觉到口渴的时候，如果病人想要喝大量的茶，也会使你觉得烦恼。这时，你需要确定病人要喝一些饮料是为了解渴，还是有其他的目的。病人不仅仅可以喝茶，还可以喝其他的饮料，例如大麦茶、柠檬汁、苏打水、牛奶等，这些饮料有利于病人的康复。

克雷斯第森博士引用勒曼的话告诉我们，对于健康人而言，一盎司烤焙过的咖啡会使人体产生四分之一的废物。克雷斯第森博士补充说，茶的作用也是一样。勒曼自己观察周围的人，从而得出了这个结论。他的结论不是通过食物的化学成分推理出来的，而是从实际生活中观察得到的，仔细观察病人的情况也能得到类似的结论。

▶ 可可饮料

赞成病人喝茶或者咖啡的人认为，病人喝可可饮料也是有好处的。不过，英国的病人不喜欢喝可可饮料，而可可饮料的效果和茶、咖啡的效果不同。可可是一种含有淀粉的坚果，对病人的身体没有什么好处，只会使病人变胖。我认为用可可代替茶的想法是荒谬的。如果你想用可可代替茶，还不如让病人吃栗子，栗子比可可的营养价值要高一些。

▶ 食物的数量

在食物数量这个问题上，许多护士有着错误的认识，尤其是在给病人提供饮料上。如果病人一天想要喝四盎司的白兰地，你用四品脱的水把四盎司的白兰地稀释掉，病人能够喝完吗？同理，茶、牛肉茶点、竹芋粉、牛奶也是这样。你把病人饮料的体积增大了，但是并没有增加饮料中的营养，也没有增加食物中帮助病人康复的成分，只是增加了病人的胃的负担，需要消耗更多的精力去消化这些物质，这样一来，病人得到的营养物质就减少了。而且，病人只会喝下一半你为他们准备的饮料，因为他们无法全部喝完。这就要求我们仔细观察病人的状况，依此决定给病人喝的饮料的浓度，不能太浓也不能太淡（目前，许多人无法做到这一点），而且量也要适中，让病人能够喝完。

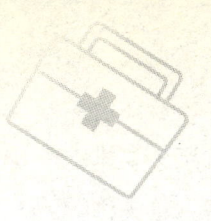

第八章
床和被褥

▶ 被褥有问题会引起发烧

我们来说一下床架和被褥的问题。人在生病的时候每天都躺在床上,即使不是每天,也是绝大部分时间。

发热是高烧的表现形式,通常也代表着被褥有问题。病人的病情总是反反复复,一天又一天,一周又一周,他躺在通风状况不好的被褥中,病情就会难以好转,出现反复。为什么会这样呢?当了解了病人是躺在什么样的床上时,就会找到这个问题的答案了。

我用私人病房的病床上经常出现的问题这方面例子,来告诉大家,什么是不应该做的。这些床大致是这样的:床架是木质的,上面铺着两三层床垫,通常比桌子还高,床幔把床紧紧地围住,所有的东西都是潮乎乎的,通风状况也不好,床上或者周围根本没有干爽的地方。自从床铺好之后,病人一直躺在床上,始终处于这样的环境中,仅有的变化是病人是躺在寒冷的湿气中,还是躺在温暖的湿气中,这两种情况下的空气都是潮湿的,也是不干净的。从铺上床垫开始,这种状况始终存在。

▶ 用过的床单要通风，干净的床单也要通风

我们来看这样一个事实：一名健康的成年人，通过肺和皮肤一天至少要排除三品脱的水汽，这里面包含了所有器官的代谢物质；对于病人来说，每天排出的废物要远远多于健康人，这里面含有的有毒物质也要多得多。现在，你会让这些水汽停留在自己身边吗？病人体内排出的有毒物质大部分留在被褥和床的周围，因为它们无处可去。除非一星期换一次床单，否则这些废物只能停留在病床上，因为床周围的通风不好。护士总是给干净的床单通风，用来除去床单上干净的湿气，并且觉得这样做是应该的，但她们从来不会给脏的床单通风，把上面有毒的湿气除掉。另外，病人的排泄物中含有的有毒有害物质最多，我们经常把这些排泄物放在病人的床底下（至少是暂时的），而床底下是密不透风的。只要我们仔细安排，就可以避免这些事情的发生。如果病床被这些物质包围着，病人周围的空气中就含有大量的有毒物质，这些物质会侵害病人的身体，可能导致正在康复的身体重新回到原来的状态中，甚至是更加糟糕。

当我听到家庭主妇们在说"我可以保证病床睡起来非常舒服"，我的心里就会产生这样的疑问：这样的舒服，是你自己认为的，还是病人说的呢？不知道她们有没有想过，在病人还没有躺在这张床上之前，床上就充满了湿气呢？床周围的通风状况是不是良好呢？病床附近的空气是不是新鲜呢？

▶ 关于病床的几点要求

使用钢制的弹簧床架，还要准备两张床

想要让病人舒舒服服地躺在床上，就要用钢制的床架，而且要装上弹簧，这样空气就可以流到床中去，使床有良好的透气性，就连床垫都可以有很好的通风。另外，千万不要挂床帐，床垫最好选择薄薄的毛制的，床的宽度要小于四英尺。如果病人需要一直躺在床上，最好准备两张相同的床，每张床上都要铺上床垫、床单、毛毯等，每隔12个小时就要让病人换一次床，同时把床单换掉。等到病人离开床后，床上的用品都要晾晒在通风的地方。当然，很多时候无法

做到这样，我说的是护理工作的最佳状态，而且我确实这样照顾过病人。不过，钢制的弹簧床架是一定要的，不管是两张床还是一张床。

床不能太宽

很多人都认为大床好，其实这是错误的认识，至少我觉得是这样。把病人从床的这边移动到另一边，还不如让病人换一张床舒服。而且，病情严重的病人不能在床上来回移动。有的人会这样说，如果床太窄，会连托盘都放不下。我要说的是，细心的护士从来不会把托盘放在病人的床上。如果病人能够侧身或者坐起来，他更喜欢在床头柜上吃东西，这样会觉得比较舒服。需要注意的是，床的高度一定要比沙发矮，否则病人会觉得自己被隔离开了，无法融入周围的环境。如果病人不能翻身，就在床边放上一张桌子，这样对病人比较好。在这里我没有必要强调病人的两张床不要紧紧挨着，主要是护士能够轻易地在病床的两边不费劲就能够触摸到病人身体的任何一个部位。这时，如果床太宽或者靠着墙的话，就不可能做到这样。

床不要太高

在一间高度只有八九英尺的房间里，放上一张四五英尺高的床，病人坐着时到天花板的距离只有两三英尺。这时，我总会忍不住问自己，这样难道不会带给病人一种压迫感吗？看起来好像床铺和地板都在挤压病人，病人成为了一个夹心饼干。这并不是子虚乌有，而是事实就是这样。在这种情况下，如果窗户比较矮的话，病人就会处于空气对流层的上面，即使是打开窗户，他也呼吸不到新鲜空气。这样一来，就会减慢病人身体的康复速度。当病人休息的时候，头部的位置要低于烟囱的喉部，这样他才能够呼吸到新鲜的空气。因为我们无法确定病人休息时，烟囱是不是被关起来了。

如果床高于沙发的话，病人上下床的时候会花费很多体力，这样还不如在房间里或者去户外走一走（当然，如果病人能够自己上下床，也可以去外面散散步）。我觉得非常纳闷，为什么没有人想到病人每天要上下床好多次，比健康人要多得多，因为健康人每天只有上下床各一次就可以了。

床不要放在阴暗的地方

病人的床要放在光线最好的地方，而不是阴暗见不到阳光的地方。而且，最好病人能够看见窗外的景色。

架子床不能挂帘子

我再次强调一下，绝对不要在老式的架子床上挂帘子，无论是病人躺在上面还是健康人睡在上面。其实，在床需要注意的这些问题上，医院中的床要比私人病房中的床好一些。

▶ 淋巴结核病大部分是由睡衣造成的

许多小孩患有淋巴结核病，就是因为他们总是把头埋在睡衣里睡觉，这时他们吸进肺里的空气就是自己呼出来的空气，不仅不新鲜，里面还含有皮肤中排泄出来的各种有毒物质。病人睡觉的时候也会这样，如果他们的睡衣足够大，就会把头埋在里面，呼吸着自己排泄出来的污浊空气。这是需要注意的一点，也是需要通风的重要部分。

▶ 睡觉时的疼痛

如果病人睡觉的时候觉得背部有些疼，千万不要把毛毯垫在身体下面，这样只会导致毛毯变得潮湿，紧紧地贴在病人的背上，使病人更加不舒服。

▶ 慎选床上用品

为病人准备的床上用品一定要轻薄，绝对不能使用厚重的床单或者床罩，因为这些东西的透气性不好，对病人的身体有害。羊毛毯是一个不错的选择，它能够使病人的皮肤和肺排出来的有毒水汽快速散发出去，不会停留在病床附近。厚重的床上用品常常使身体虚弱的病人觉得非常难受，让他们没有办法睡个好觉。

枕头也是需要注意的物品。对于身体虚弱的病人而言，无论他得的是什么病，都会影响到他的呼吸。护士需要注意，不要让病人的胸前承受任何压力，而枕头的摆放就是一个关键。不过，护士是怎么做的呢？产生的效果如何呢？她们时常把两个枕头叠起来，病人躺在这样的枕头上，头部比胸部还要高，肩膀被往前面挤，使病人的肺受到挤压，无法自由地舒张。其实，枕头在顶着病人的头，而不是病人的头枕着枕头。在这里，我无法告诉你病人的枕头需要多高，因为要根据病人的具体情况来确定。身体高大的病人比身体矮小的病人更容易呼吸不畅，因为他们的四肢比较发达，习惯把手放在腰上，对肺部造成一定的压力。不过，只要枕头的高度安排得合理，就可以改善这种情况。让病人平躺在床上，双肩尽可能舒展，头放在枕头上不要感到吃力。对于生命垂危的病人而言，这些细节更是重要，否则会使他们承受巨大的痛苦。许多身体虚弱的病人无法移动枕头，只好把手中的书或者其他的东西塞到背部比较矮的地方，用来缓解身体的不适。

第九章
光线问题

▶ 健康人和病人都离不开阳光

对于病人来说，最重要的是新鲜的空气，其次就是充足的光线。也就是说，除了封闭的房间，就数黑暗的房间对病人的伤害最大了。病人不仅仅希望能够得到光线，还希望太阳光能够照射到自己身上。在条件允许的情况下，我会根据病房的情况来安排自己的护理工作，如果病房的条件不好，我会把病人推出去晒晒太阳，而不是让病人在房间里自行想象外面的阳光。有些人认为光线对人的作用仅仅是精神上的，事实绝非如此。其实，太阳是一位非常出色的画家，它可以画出美丽的图画。我们无需依靠太多的科学知识就能确定，光线对人体有着重要的作用，这些作用是可以观察到的。不过，这仅仅是一部分。当阳光照射到房间里的时候，房间里的空气会变得比较好，这就是阳光的净化作用。每个人都在感受着这一切。如果你走进一间窗户长年关着的房间，或是长时间不住人的房间，虽然这里的空气可以让你呼吸，但由于空气没有被净化，你会闻到一股霉味，这就是空气变质的体现，因为离开了阳光，空气就无法保持新鲜。众所周知，在阳光照射不到的角落，常常会出现发霉的情况。让阳光照射到病房中，依靠阳光来帮助病人康复，这是非常不错的做法。

一位在医院建设方面经验丰富的人士说过，人们在设计房屋时，总是忘记病房和一般寝室的不同。在此我也要说，健康人在为病人安排房间的时候，也总是忽略卧室和病房的差别。对于健康人而言，睡觉用的床的样子怎样都可以，不睡觉的时候他不会想到自己的床。而且，阳光是不是能够照到床上，使屋里的空气比较清新，这也不是他关注的方面，因为他在晚上才会睡觉，这时早就没有阳光了。不过，病人的情况正好相反，即使他们不是每天待在床上，他们的感受也和健康人不同，何况有些病人必须每天躺在床上。因此，他们希望躺着就能看见窗外的景色，即使你无法满足他们的这个要求，至少要让他们看见外面的阳光和蓝天，这对于病人来说是非常重要的。所以，你必须要确定把病人的床放在什么地方最合适。如果病人是透过两扇窗户来观察窗外的景色，远远比一扇窗户要好得多。病人一般在早晨和中午不会起床，但这两个时间段的阳光对病人至关重要。如果还要做一个取舍的话，那么，早晨和中午的阳光要比下午的好。你可以让病人在下午的时候起床，坐在窗边享受一下阳光。如果可以的话，最好让病人在起床到休息的各个时间里都能够接受阳光的沐浴。

卧室和病房还有一个区别是，只要把房门打开，在晚上健康人也可以呼吸到新鲜的空气，但是病人不一样，他们整天待在同一个房间里，身体中排出来的水汽使房间中的空气变得浑浊，他就处于这样的环境中。因此，病人的房间要经常通风换气，用室外新鲜的空气替换室内污浊的空气。

对于一些急性疾病的患者来说，尤其是眼科疾病或者是使眼睛比较敏感的疾病，给他们一些柔和的光比较好。不过，这些人不适宜住在朝北的房间里。另外，百叶窗或者窗帘可以调节阳光的强度，使它变成比较柔和的光。

黑暗的窗户和挂着帘子的床对病人来说是不好的，这个条件适用于所有的病人。不过，轻便的白色窗帘是一个不错的选择，还可以在床前挂上绿色的百叶窗。

▶ 没有阳光，我们的精神和身体都会受到坏的影响

一位杰出的思想家曾经说过："有阳光的地方就会有思想。"生理学研究

证明了这个说法的正确性。如果小脑谷深处的物质不稳定，人就会变成白痴；如果人的细胞没有阳光照射，人就会变得虚弱，身体和精神都会退化。把正在枯萎的植物和人放在太阳光下，只要不是过分地照射，他们都会慢慢恢复生机，无论是身体还是精神，都一样。

▶ 病床上的病人喜欢把脸朝着向阳的那面

当病人躺在病床上的时候，他们总是喜欢把脸对着光线充足的那面，就像是向日葵对着太阳。有时候，病人会抱怨那样躺着不舒服，但他们还是喜欢那样躺，就连他们也不知道为什么会这样。其实，因为那样躺着面对着窗户，面对着光线比较充足的地方。最近，一位内科医生在报告中说：为了使病人躺着舒服，他总是移动病人的脸，不让他对着光线充足的那面。不过，自然的力量远远大于内科大夫的力量，它会使病人把脸转过去，继续对着光线充足的地方。你可以去医院的病房中看看，注意一下躺在病床上的病人面对的方向，数一下有多少病人面对着窗户，又有几个病人面对着墙壁。

第十章
房间内的清洁

▶ **地毯和家具的清洁**

在这里我不需要强调,护士要保持自己的清洁,同时还要保持病人身体的清洁,大多数的护士在这两点上做得非常好。不过,如果没有仔仔细细地打扫病房,即使通风,也不能使房间里的空气清新。如果从窗户吹进病房中的风比较强,布满尘埃的地毯、黑乎乎的墙壁、发霉的窗帘、脏乱的家具,这些东西都会发出难闻的气味。有一次,我住在伦敦的一栋大房子中,里面的装修很豪华,我和另外一个人住在顶楼的两间房中,两间房中的窗户是相对的。不过,我的房间有着上面所说的缺点,即使打开窗户也觉得非常闷。后来,我把地毯和窗帘拿到外面晾晒了一会儿,它们变得干净了,屋子里也不那么闷了。有人说伦敦的房子是无法保持整洁的,其实这种说法毫无根据,因为伦敦的许多大医院都可以保持整洁。

▶ **扫不掉的灰尘**

当我们打扫卫生的时候,用普通的方法是无法彻底清除灰尘的。我们看一下平时是如何打扫灰尘的:门窗紧紧关闭着,把灰尘从一个地方赶到另一个地方。那么,怎样彻底清除灰尘呢?如果你不能把灰尘清理干净,还不如不去清理,让它们待在原来的地方。如果你不去清理灰尘,它们就会待在原来的地方,不会乱跑。经过你的打扫，灰尘移动到了另一个地方，使屋子变得更脏了。对于喜欢新鲜空气的人而言，灰尘确实难以忍受。不过，掸灰的方法只能用来清洁书画等纸制品，其他的东西只能用湿抹布擦。这时，必须保证所有的家具有着很好的抛光，这样用湿抹布擦完后家具才不会有任何损伤，也能把上面的脏东西擦干净。平时大家清理灰尘的方法只是把房间弄得更脏而已。

▶ 不同的地板

在所有的地板中，只有柏林漆地板能够称为真正清洁的地板，人们每天都要花费时间来清理地板，用湿抹布擦完后，还要用干抹布擦一遍，彻底地清除灰尘。法国镶木地板比柏林漆地板脏一些，但比具有吸附性的地板干净一些。

在病房中铺上地毯并不是一个好的做法。如果一定要在病房中铺地毯，一年中就要拿出去清洗两三次，而不是一次。如果地毯是肮脏的，病房就不能真正保持清洁。你可以设想一下，人们在地毯上行走的时候会把多少脏东西留在地毯上，这样就能明白清洗地毯的意义了。

▶ 糊墙纸、刷灰浆和漆油漆的墙

我想告诉大家，糊墙纸的墙壁是最糟糕的，其次是刷灰浆的墙壁。不过，如果经常用石灰水清洗刷灰浆的墙壁，也是可以保持清洁的。如果是糊墙纸的墙壁，一定要常常更换墙纸，而且要选用光滑的墙纸。一般而言，不要在卧室的墙壁上糊墙纸。

在糊墙纸这个问题上，清楚地显示了通风和清洁之间的关系。一般的墙纸不能长期保持清洁的状态。现在，我们所知道的最好的墙壁是漆油漆的墙壁，这样的墙壁可以任意冲洗，把脏东西彻底处理掉。

▶ 病房中最好的墙壁

对于病人居住的房间或者病房而言，纯白色的没有吸附力的墙壁、玻璃做的墙壁或者粘上瓷砖的墙壁是最好的墙壁。

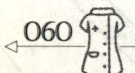

水容易被污染，空气也是如此。如果你对着清水吹一口气，清水就被污染了，因为你呼出的气体中含有脏物质。这个道理也适用于空气。我们呼出的气体会跑到病房中的空气中，这样空气被污染了，不再是新鲜的空气。

需要注意的是，病房中的清洁效果只能够保持三天，之后屋子就会变脏。

▶ 从室外进来的污浊空气

室外的空气不一定总是新鲜的，也有可能是污浊的。例如，从排水沟中蒸发出来的气体，街道上空的污浊空气，没有完全燃烧的物质释放出来的气体，潮湿物质的霉味，粪便的味道等都会污染室外的空气，这样的空气进入室内会降低室内空气的质量。

▶ 房子外面的墙壁

如果可以在房子外面的墙壁上漆上油漆或者粘上瓷砖，将非常有益于保持室内的明亮、清洁、干爽、温暖，对于整栋房子也是有好处的。这样的房子很容易清洗外面，如果所有的房子都是这样的，就可以改善整个城市的环境卫生。

▶ 室内的污浊空气

你总是想把屋子里的灰尘清理干净，但总是难以如愿，这些灰尘也会污染室内的空气。为了减少室内的灰尘，就要尽可能地减少壁架，因为壁架是突出的，没有遮挡物，灰尘容易落在上面，而且不容易清除干净，这样一来，屋子里的空气也不新鲜了。此外，室内的家具还会吸收你的身体呼出来的废弃物质。如果你的家具没有清洗干净，房间里就会充满霉臭味，即使通风也不会使空气变得清新。而且，没有被漆过或者上釉的东西会分解、腐烂，这些东西也会影响空气的质量。

人们用砷可以把纸染成绿色，如果把这些纸糊在室内的墙上，砷就会跑到灰尘中。这样一来，屋子里的灰尘就是有毒的，这样的灰尘在室内待的时间越长，对人体的伤害就越大。

另外，壁炉中燃烧的煤炭也会产生灰渣，一直待在房间里。

▶ 地毯也会污染空气

地毯也会污染室内的空气，使空气变得不新鲜。如果有人来拜访，来访者脚上的脏物粘到地毯上要及时清理。如果地板没有被抛光或者有缝隙，脏物就容易停留在上面。当地板上的脏物和人体新陈代谢排出的废物跑到空气中时，房间里的空气就会出现异味。如果你闻到难闻的气味，就要仔细寻找污染源，然后清理掉。

▶ 改变错误的做法

如果想要保持室外空气的清新，就要注意环境卫生，不要制造烟尘。想要使室外的墙壁干干净净，就要用肥皂水仔细清洗。

如果想要保持室内空气的清新，就要遵循上面说过的原则：经常更换壁纸，时常擦拭家具和壁架，一年清洗几次地毯，不要让灰尘和脏物留在这些东西上。这些东西很容易沾上尘土和脏物，脏物是人体新陈代谢的废弃物质，也是有害的物质。

如果环境不清洁，通风也不会带来新鲜的空气，没有新鲜的空气，就不可能有好的环境。

相对于健康人而言，病人更需要清洁的环境，然而很少有人想到这一点。我说的上面那些注意事项，医院要比私人病房做得好。在私人病房中，即使条件非常好的房屋，也会出现冒着烟的烟囱、满是灰尘的家具或者肮脏的地毯，使病人生活在不干净的环境中。

健康人比较容易忘记令他们不舒服的小事，或者非常努力地去适应，但对于病人来说，这些小事就是折磨，即使不会带给他们死亡，也会带给他们痛苦，阻碍他们的康复。在一天中，健康人很少在同一间屋子里待上八九个小时，他们会出去透透气，即使是几分钟。况且就算健康人待在屋子里八九个小时，他们也会不停地改变姿势或者所处的位置。但是，病人只能躺在床上，他们不能自己处理关于空气、光线、温度等方面的事情，也不能改变室内的环境，不能躲避灰尘的侵袭，不能回避各种异味。在健康人眼中微不足道的小事，却会对病人造成严重的危害。

"如果我们无法改变，那么就慢慢接受吧。"护士不能认为这句格言是对的，否则会非常危险。对于别人来说，忍耐是一种很好的品质，但对护士来说是漠不关心，如果她们用这种态度来对待自己的工作，就是对病人的不负责任，甚至会导致犯罪。

第十一章
个人卫生

▶ 皮肤会污染环境

对于所有的疾病而言，皮肤的作用都是负面的，都会带来不好的影响。在许多严重的疾病中，大部分靠皮肤来缓和症状，尤其是儿童。不过，如果不常常洗澡或者换衣服，通过皮肤排出的物质就会留在皮肤上。每一个护士都应该牢牢记住，如果长时间不给病人洗澡，或者是让病人穿着沾满了皮肤排泄物的衣服，那么，她在病人的康复过程中起到的作用是反面的，这样的做法类似于让病人服用慢性毒药。皮肤中排出的物质和呼吸中排出的物质都是有害的，不同之处在于前者的作用要慢一些。

▶ 皮肤的清洁很重要

当护士给病人洗完澡之后，病人会觉得又轻松又舒服。其实，病人得到的不仅仅是轻松和舒服，他们还觉得自己的身体又有了活力，这就是把粘在皮肤上的物质清除掉的感受。因此，护士一定要注意病人的个人卫生，不要认为给病人清洁卫生只是让他们舒服一些而已，从而找借口不为病人清洁卫生或者延

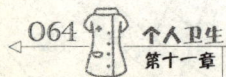

误清洁卫生的时间。

在管理比较好的医院中，这方面的工作做得很好，至少一直努力着。不过，在私人病房中，人们常常忽视这个方面。

病人周围的环境需要通风，病人的身体也需要通风。及时把病人皮肤上的有害物质清理掉，不让有毒物质阻塞病人的毛孔，使病人的身体保持良好的通风，这是非常重要的一点。其实，无论是清洁皮肤还是保持良好的通风，关键是清除皮肤上的有害物质。

在清理病人的皮肤时要注意，不能让大片的皮肤露在外面，还要观察病人的出汗情况，如果病人比较容易流汗，就要时常清洗，因为清洗完后不容易变脏。

我们要根据具体情况来确定如何为病人清洗皮肤，就像医生要根据病情用药一样。

如果是腹泻、痢疾这类疾病，病人的皮肤会比较干燥，清洗皮肤的时候要选择软一些的肥皂；如果是其他的疾病，适宜用海绵蘸着一些肥皂为病人清洗。清洗完后，一定要用热水冲洗，最后用热的干毛巾把病人的身体擦干。

护士要记得经常洗手，如果能经常洗脸就更好了。

谨记，保持个人卫生很重要。

有三种清洗方法： 用冷水并且不用肥皂；用冷水也用肥皂；用热水还用肥皂，哪一种方法清洗得比较干净呢？你会发现第一种方法几乎清洗不掉任何脏东西，第二种方法要比第一种方法好一些，第三种方法清洗得最干净。如果你把手放在盛着热水的杯子上面几分钟，然后用手指搓几下，就能把皮肤上的脏东西搓下来，在蒸汽浴中也是一样。这说明什么？说明仅仅用水和海绵来清洗皮肤，无法把皮肤清洗干净。找一块比较粗糙的毛巾，把毛巾的一角浸泡在热水中，然后把毛巾捞出来，把湿热的那一角缠在手指上，轻轻地擦洗皮肤。这时你会发现毛巾上出现了污垢，明白以前没有清洗干净过身体，虽然用了热水和肥皂。只要用一盆热水和一块粗糙的毛巾，就可以把身体擦洗干净，远远强于用肥皂和海绵洗淋浴但不用力擦洗。没有人的身体应该是脏兮兮的，只要能够正确的清洗。在长途旅行中，可以用上面的方式保持病人身体的清洁，因为那时候没有一盆盆的热水，不同于在家里的时候。

用大量的水来清洗身体，不仅仅有清洁这个效果，还可以使皮肤吸收水分，进而变得更柔软，透气性更强。因此，用肥皂和热水来洗澡是非常重要的。

第十二章
谈论希望和建议

▶ 向病人提建议

病人总是这样说:"我有无数的顾问,他们都可以组成一支军队了。不知道是什么原因,那些人总是觉得应该给我建议,无论是男女老少都这样想,他们的建议各种各样,简直是无所不有。为什么会这样呢?谁能向我解释一下呢?"其实,这也是我要说的问题。不管是在英国还是在其他的国家,都会有人建议我出去转转。曾经,我乘坐马车或者人力车去逛逛,在旅行中见到了不同的现象。有些病人经过长期的护理身体慢慢恢复了,医生建议他们走动走动,但他们总是不答应,虽然在床上躺了很长时间,他们害怕活动会影响饮食,对刚刚好转的身体有害。病人为什么不听医生和护士的意见,反而相信别人的话呢?那些"顾问"总是在想:健康人做的事情病人没有能力做,就连自我防御也不行,病人只能躺在床上,什么都做不了。

▶ 不要总是对着病人谈论希望

病人在生病的这一期间,他的亲人和朋友总是希望他的身体恢复健康,还不停地把这种希望传递给病人。其实,对于病人来说,这种希望是非常大的折磨。

我通过自己的经验向大家解释这一点,这样大家比较容易相信。我要告诉病人的亲戚、朋友、看护者,不要把病人面临的危险说得微不足道,也不要夸大病人康复的可能性,虽然这样做的出发点是好的,但不会带来好的效果。

现在,医疗人员更倾向于把真实情况告诉病人,因为病人也想知道自己的身体状况。

病人的家人、朋友不要和病人讨论他的病情,因为病人会觉得你根本不了解他的状况就发表意见,你的话可以相信吗?如果你的说法和医护人员的说法不一致,病人会想医护人员有着好几年的经验,用他们的知识检查了自己身体的各种方面后,才得出了结论,所以你的话是没有意义的,根本不值得听。

当病人还有一些常识的时候,探望病人的访客说一些"好听的话"(这是他们自己的想法),绝对不会让病人开心,尤其是和医护人员的说法不一致时。虽然有时候医护人员的话和最后的结论也不一致,但谁的话更可信呢?

▶ 病人不愿意谈论自己

病人的心情不会因为朋友说的话而变好,他们自以为对病人很好的说法只会让病人的心情更糟。而且,还会使病人觉得压抑、疲惫。病人要花费很大的精力来应付访客,装着很兴奋的样子,但他们知道自己的状况,知道什么时候不舒服,访客却不清楚这些事情,只是从病人的表面判断病人的身体状况,使病人觉得非常疲惫。而且,访客喜欢谈论病人的情况,而病人不喜欢谈论自己的情况,尤其是忧郁症患者。不过,我们不讨论忧郁症患者。

▶ 认为对病人好的安慰话

如果病人不说别的话,只是说"哦""啊""继续""很好"等逃避关于自己的话题,这说明他的心情非常沮丧,觉得对方不善解人意,没有同情心。虽然身边围着很多朋友,他还是觉得孤独,觉得寂寞。他宁愿一个人陪着自己,陪在他的身边说说话,用心地谈一谈,而不是一大群人围在身边,说着没有任何意义的希望的话或者鼓励的话。病人希望说出自己内心的希望,而不是别人

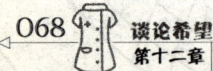

不停地说"你还有二十年的生命",或者"前方有着美好的生活在等着你"。在很多的医学病例中,我们看到过这样的内容:"A经过长期卧床,突然就死亡了,他自己和别人都没有想到。"别人没有想到很正常,因为他们没有认真观察病人,没有真正了解过病人的情况。不过,我认为病人自己不可能没有想到,因为他可以了解自己的情况,最清楚自己身体的变化,所以病人对死亡是有感觉的。我有充分的理由相信A知道自己会死,只是觉得没有必要说出来,没有必要说给那些自以为很"关心"他的朋友。

不过,这种情况不能用在急性病和神经病上,因为急性病的死亡本来就是很突然的。急性病人还没有感觉到危险,死亡已经来到自己面前了。小说或者传记中经常出现这样的情况,病人临死前会出现美好的事情。不过,我在现实中从来没有见到过,因为病人的身体遭受着折磨,除了他想做的事情,他的表情大部分是漠然的。

对于神经疾病患者而言,愉快的氛围会使病人的心情放松,消除病人臆想中的危险。

不过,慢性疾病患者不同,他们了解自己的身体状况,他们的主治大夫也会告诉他们,他们的身体会越来越虚弱,他们会觉得自己能做的事情越来越少。所以,不要在这些病人面前谈论希望,这样会使病人非常痛苦。这些病人不喜欢谈论自己,更不喜欢谈论根本就不存在的希望。

同理,给这些病人提大量的建议也会令他们觉得非常烦恼。例如,劝病人别工作了,换个医生看病,住进其他的病房中,适宜什么样的温度,吃什么药最好,等等。这些建议就存在相互矛盾的地方,他们一方面劝病人不要相信医生,因为"医生的话是错的",另一方面又劝他去找别的医生,因为"这个医生的话是对的"。而且,这些人经常希望病人放弃自己的工作,还不停地提供别的工作。

▶ 向病人提建议的人要仔细考虑一下

病人的亲朋好友——不管有没有医学知识——经常建议病人做什么,不做什么。他们甚至没有考虑过这些建议对病人来说是不是有益的，是不是可行的，例如向一个病人提议运动一下，而不管这个人的腿是不是有毛病。这些给病人提建议的人可以换个角度思考一下，如果他是医护人员，病人的朋友在病人面前说了好多建议，完全不去考虑会产生什么后果，然后病人不听他的话坚持去做，他会想些什么呢？

▶ 不管是现在还是两百年前，提建议的人都是一样的

历史上也常常出现这样的事情，有时会发生在名人身上。在执行一项重要任务的前一段时间里，总是有人不停地提建议，尽管很多人的话是一样的，还是一直在说。这些人会不厌其烦地重复同一件事情，他们觉得这样才能显示出决定是慎重的，是经过了充分考虑的。对于病人来说，在很长的一段时间内，每天都有亲朋好友向他提各种建议，有的是通过书信，有的是当面说，这些人的想法类似于上面例子中的人。如果这些人能够思考一下，也许病人听到过这样的建议，如果真的可行的话，病人早就去做了，这样一来，他们就不会再说了。不过，很少有人会这样想，现在的人的做法和两百年前的人没有区别，虽然有些难以置信，却是难以反驳的事实。

人们的做法是不对的，因为常常让病人陷入痛苦之中，但他们没有意识到这种错误，还觉得是在尽自己的义务和责任。这让我想起了一个比喻，在阳光灿烂的花园中，想要把蜗牛爬过的痕迹留在墙上。

▶ 给病人提的建议没有任何意义

在这个世界上，给病人提大量的建议是毫无道理的，因为这些建议对病人没有一点好处。提建议者总是自己在说，不让病人说话，即使病人说出来也没有用，因为提建议的人不了解病人的身体状况，他认为病人说话表示对自己观点的赞同，为了强调正确性，他一遍遍重复，根本不管病人的感受，也不去考虑病人是不是厌倦或者疲劳了。建议者总是说："我觉得开口询问病人的状况是不恰当的行为，而且不体面。"真的是这样吗？既然你不了解病人的身体状况，

也不询问，却不停地说一些没用的建议，这样的做法就恰当吗？

护士要随时注意病人的状况，因为访客可能会伤害到病人。如果病人说：（1）他怎么也无法开心，他觉得生活毫无意义；（2）他不想活了，他觉得彷徨无助；（3）别人只是在利用他，没有人在乎他；（4）他不想听任何人的建议，只想按照自己的想法做事；（5）他想要有责任感，他想做上帝喜欢的孩子，等等。这时，病人已经处于崩溃的边缘了，他被访客烦得受不了了。

健康人是无法想象病人正在遭受着什么样的折磨，在没有生病的时候他们是无法切身体会的，他们总是把自己的想法加诸在病人身上，认为没有什么大不了的。

▶ 把快乐带给病人

如果想要让病人快乐，就要告诉他应该做的事情，而不是提一大堆没有意义的建议。很多时候，病人被逼着一直说话，充分运用他的想象和记忆，病人的话吸引了访客，使访客忘了自己的目的。离开医院后，访客突然想起来："天啊，我脑子里装的东西太多了，竟然忘了告诉他一件重要的事情。不过，我认为他应该知道这件事。"病人怎么会知道呢？说这种话的人真是太不负责任了。有的人觉得要告诉病人很多事情，就因为想得太多，结果把最重要的事情给忘记了。

你不应该隐藏你的焦虑，而是应该明明白白地告诉病人，这样对你自己和病人都好。如果你把担心的事情告诉病人，一定也不会忘记令人愉快的事情。

病人喜欢听到好消息，如果你告诉他一段恋情有了美好的结果，他会非常开心。如果你仅仅告诉病人何时举行婚礼，病人会失去很多乐趣。如果你告诉病人一段没有结果的恋情，他的心里会非常难受，他也不喜欢听这样的故事。

病人还喜欢听正面的事情，正义战胜邪恶，好人有好报，等等。病人的手中有各种各样的书籍和小说，里面讲的原则、观念、理论等内容，你不需要再重复，也不要告诉病人听过几十遍的建议，而是说一些有意义的事情、各种正面的事例。这会令病人的身心愉快，有利于他恢复健康。

病人自己能够独立思考，当他们不能思考的时候，还是喜欢听到现实生活中的好人好事。

仔细观察病人的状况，你就能够发现这一点。对于病人来说，生命是不完整的，也是令人失望的。他们躺在病床上，心情非常沮丧，他们没有办法摆脱这种状况，除非死亡。你没有办法让他们脱离痛苦的深渊，至少要做些事情让他们暂时忘记这种痛苦。

他们不喜欢看见你无比悲伤的样子，也不希望你在他们面前哭哭啼啼，只想看见你高兴快乐的样子。而且，他们无法忍受不是真心的关怀，他们讨厌各种建议和说教，不管这些话是不是有道理。

病人类似于婴儿，所以你只要会照顾婴儿，就可以照顾好病人。如果你觉得病房里的空气不新鲜，不利于婴儿的呼吸，你就应该想到这样的空气对病人也不好，所以你需要打开窗户通风换气，或者是做其他的事情来改善空气的质量。另外，病人看见婴儿的时候会非常开心，精神也会变得比较好，而小孩也能够从病人希望的角度去做事，当然，小孩不能和病人长时间相处。

如果你知道一些微不足道的小事常常会使病人心情低落、无比烦躁的话，你就会花更多的时间去注意这些事情。当病人非常难受时，如果让一个婴儿躺在他的病床边，病人会感觉到快乐。好消息也会产生这样的效果。很多时候你不愿意打扰病人，觉得他现在非常痛苦，没有任何事能够减轻他的痛苦，给他带来快乐。这样的想法是有道理的，但要根据具体情况来决定如何做。如果病人正在做令他高兴的事情，就不要去打扰他；如果病人已经做完了，或者没有事情可以做了，你就应该去"打扰"他。你可以告诉病人一个好消息，抱着婴儿让他看一看，或者是给病人一些新鲜的东西，这样可以让病人感觉到快乐，从痛苦中解脱出来。

从这一点上来说，病人和婴儿很相似，但病人的心态时常发生变化，总是感觉到不平衡。当病人的访客离开之后，你就要想办法开导病人，让他的心理获得平衡，让他看到这个世界上的其他事情。否则，他自己是不会想通的。其实，病人很容易被说服，就像小孩子一样。当病人了解到这个世界非常大，每天都会发生有意义的事情时，他们遭受的痛苦就会减轻，也会忘记那些缺乏真心的不友善的做法。不过，你要做的事情不是和病人闲聊，而是找到他真正感兴趣的事情。

▶ 两类特殊病人

有两类病人的数量不断增多，越来越常见，这是很糟糕的事情。有钱人家的妇女常常患这两种病，但上面的原则不能用在她们身上。这些人以维持身体健康为理由不去做任何事，同时她们又说不做事是一种折磨；这些人的过度消遣影响了她们的健康，但她们把这些消遣活动称之为人生中必不可缺的活动。对于第一种病人来说，建议她们吃素是最有害的做法；对于第二类病人来说，最有害的做法是赞赏她们的"勇气"。

第十三章
观察病人

▶ "身体好些了吗"这类的问题没有意义

对于病人来说，问他"身体好些了吗"这类的问题是最愚蠢的，也没有任何意义。如果你一定要问这个问题，那么问医生比问病人要好得多。如果你真的想知道问题的答案，除了医生还有谁能够告诉你呢？你不能问来探病的访客，也不能问护士，因为护士不仔细观察病人的状况，根本无法回答这个问题。你想知道的是真实情况，而不是各种意见，虽然对于病人的状况每个人都有自己的看法，但他们的看法不一定有道理，而且他们也不会为自己的看法负责。病人的医生却不同，善于观察病人状况的护士也会清楚病人的情况。

作为一名护士，一定要学会观察病人。例如，哪些症状表示好转，哪些症状表示恶化，哪些症状是重要的，哪些症状是不重要的，什么影响是正面的，什么影响是负面的，等等。

这些是护士培训中的组成部分，而且是非常重要的一部分。现在，无论是职业护士培训还是非职业的护理班培训，做得都不好，很少有人能够真正了解病人的状况，也不懂什么表现是好转了，什么是恶化了。

关于"身体好些了吗"这类问题，人们常常会得到毫无意义的答案，这样的答案和问题一样没有价值。唯一有意义的答案（对病人的情况有着基本的了解）可能是："我怎么知道呢？在我没有确定病人的状况之前怎么能够告诉你呢？"

我听到过关于"身体好些了吗"这类问题的一些答案。在病房里，病人的亲朋好友问出这个问题，病人的医生也回答了，但他们的答案也是相互矛盾的，有时候是不想伤害病人，有时候是不好意思说实话，更多的时候是不想回答。

"护士，病人一天排便几次呢？""一次。"这个答案的意思是每天倒一次便盆，病人可能会用七八次。

"护士，病人的身体是不是比前两个月更糟了呢？""不是，病人一直以来就能够自己穿衣服，现在还可以在房间里走动。"这样的回答表示护士并没有仔细观察病人的状况，虽然两个月前病人自己可以做一些事情，但现在他只能躺在床上，什么也做不了。尽管病人可以在病房里走动，但他连五秒钟都站不了。

有一种病人虽然在发高烧，但他的身体一直在恢复，尽管速度非常缓慢，但他的饮食很好。不过，医生却认为病人的状况没有好转，因为他不能走路，也无法站立。

▶ 有倾向性的问题不但没有意义，还容易误导别人

人们问的许多关于病人的问题无法回答，即使是非常了解病人状况的人也是如此，因为这些人的问题总是带有倾向性。我觉得很奇怪，难道人们在问问题的时候不会想一下会有什么答案吗？例如："昨天晚上睡得好吗？"有的病人认为一觉睡足十个小时才是睡好了，有的病人认为即使不断醒来还是睡了一个好觉。我觉得，只有这两个病人的回答是相同是：一个是整夜都无法入睡，彻底失眠了，但非常想睡觉；另一个是平常的时候都能够睡好，但昨晚就是睡不着。你为什么不换一个问题：询问病人昨晚睡了多长时间，或者是几点睡的、几点醒来的。虽然睡了几个小时的病人和整夜失眠的病人都觉得自己没有睡好，

但他们的答案肯定不同。一般来说，病人不喜欢回答具有倾向性的问题，而愿意回答具体的问题。另外，人们喜欢问病人导致他失眠的某个因素是不是消失了，而不是询问在多种因素下的失眠是不是好多了。如果有人问病人昨天晚上大街上还有嘈杂声吗，当病人回答没有时，他就会认为病人睡得很好。病人被这些具有引导性的问题牵引着，回答出这些问题的答案，虽然他知道这些信息会误导发问者，也无法改变这种情况。病人不喜欢谈论自己的问题，他不会主动说出你没有问的消息。

即使人们问了好几个问题，也无法推断出病人的真实情况，弄清楚病人现在的感受。

▶ 一些可能获得错误信息的做法

我认识一个很出色的内科医生，他在一家大医院工作，有着相当丰富的经验，在给病人诊断之前，他会对病人说："把手放在你觉得不舒服的位置。"他从来不会花费时间向病人或者护士询问病情，因为那样可能会得到错误的信息。具有引导性的问题，常常会得出不正确的答案。

现在，好多医生会被问到这种具有倾向性的问题："除了中毒，你能把这些症状归结到别的事情上吗？"医生的答案是："不能。"无论他们的能力有多高，无论他们原来的想法是什么，听到这个问题他们就会想：（1）以前没有见过和这个假设为中毒的病例相同的病例；（2）没有见过像这样的死亡病例，找不出证据来证明不是中毒；（3）谁也无法解释是什么因素导致了这例死亡。

以上的例子充分说明了，带有倾向性的问题会把人们引向什么方向。

我不想一一列举这方面的例子。在倾向性问题的引导下，即使病人已经死亡，病人也无法准确地说出这种病例的具体特征。

▶ 病人应该吃什么食物，不应该吃什么食物

除了睡眠，我们不再谈论其他方面的事情，因为在睡眠这个问题上，人们常常得到错误的信息。

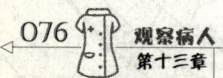

在关于饮食这个问题上，很多人会问：你的胃口好吗？其实，问这个问题的人不是真正地关心病人，因为一顿吃两盎司固体食物的病人和每天吃五六顿饭但今天胃口不好的人的答案是一样的。

我们来分析一下，"你的胃口好吗"和"你的消化好吗"这两个问题一样吗？其实，它们有着紧密的联系，但又有区别。如果病人有食欲，他们就能吃东西。如果病人不想吃东西，问题在于你没有引起他们的食欲，没有找到他们想吃的东西。不过，不管是吃葡萄还是吃芫菁，对病人来说都是一样的，都是没有滋味的，他们什么都不想吃。病人也许会试着去吃对有助于他们康复的食物，但最终不会改善病人的状况，只会更加糟糕。这不是厨师的错，也不是需要刺激病人的食欲，而是病人的消化系统负荷太重。好的护士会为病人准备容易消化的食物，减轻病人消化系统的负担。

下面四个原因都会导致同一个结果，使病人营养不足慢慢走向死亡：

不恰当的烹饪；

选择的食物不；

不合理的进餐时间；

病人的胃口有毛病。

这四个原因很容易被人们说成是一个原因，那就是"病人没有胃口"。

我相信，只要仔细观察病人的状况，就能够挽救更多的生命，因为治疗的方法不会少于致病的原因。对于第一个致病原因，我们的改正方案是把饭菜做好；对于第二个原因，我们要挑选适合病人的食物；关于第三点，我们要根据病人的具体情况安排进食的时间，并且要准时；至于最后一点，我们要让病人吃喜欢吃的食物，也可以选择病人没有吃过的东西。不过，四个解决方法要一一对应，绝对不能张冠李戴，否则会产生灾难性的结果。

我要强调一下，病人的身体比较虚弱，他们的精神也不是很好，所以他们不清楚这一切，而且病人很害羞，即使他们心里明白也不会说出来。况且，让病人观察自己的状况也是不明智的做法，因为病人不应该把注意力集中在自己身上。

如果需要病人做这些事情的话，那么，护士还有存在的必要吗？

▶ 关于腹泻的问题

还有一个常常被问到的问题是：病人有没有腹泻呢？对于这个问题，患有痢疾的人和肠胃有毛病的人的答案是一样的。不过，后者比前者的状况要好得多，而且症状很容易消失，甚至是他们没有腹泻，只是大便有些稀。

我不想举太多例子来说明这个问题。目前，人们不会仔细去观察病人的状况，医生最好不要和病人的亲朋好友见面，因为医生常常会被他们误导。这些人总是夸大病人的情况，把一些病症说得相当严重。

医生在给婴儿看病时，一定要让护士或者母亲陈述婴儿的病情，如果要让信息正确，她们就必须仔细观察婴儿，随时注意婴儿的状况。不过，很少有人能够做到这一点。

▶ 培养仔细观察的方法

有一个著名的人，他出名的原因就是对儿子的教育方法。他告诉我们，他希望儿子能够养成仔细观察的好习惯，做一个认真观察的人。为了实现这个目标，他总是带着儿子快速走过一个玩具商店，然后父子俩把看见的玩具的种类和样式写在纸上，接着返回玩具商店去核对是否正确。男孩总是比父亲做得好，如果父亲能过记住 20 种玩具，他就能记住 30 种，而且很少出错。

我觉得这种训练方法也可以用在护士身上，让护士养成仔细观察的好习惯，并且意识到仔细观察的重要性。虽然仔细观察并不能给我们带来好护士，但离开仔细观察这个习惯，在任何领域中都是不合格的。

我曾经认识一个护士，她负责许多个病房，她不仅能过记住每一个病人的食谱，还能说出各个食谱的不同之处，甚至是非常细微的差别，她还能准确地说出每一个病人每天应该吃什么。我还认识另一个护士，她只照顾一个病人，每天把食物端到病人面前，然后再端出去，却不知道病人有没有吃盘子中的食物。

如果你觉得把一些东西记在纸上比较好的话，你也可以这样做。不过，我觉得这种做法会降低你的记忆力和观察力。如果你无法养成仔细观察的好习惯，我劝你还是改行算了，不要再做护士，不管你多么善良，多么喜欢这个职业，你也不会成为一名合格的护士。

我认为谁都可以学会用肉眼去测量一盎司固体食物是多少，一盎司流质食物是多少，这将有助于提高你的记忆力和观察力。你可以这样告诉自己："今天病人A需要食用一盎司的肉"，"病人B需要进食三次，每一次都是四分之一品脱的牛肉茶点"；而不是"病人B一天好像什么都没吃"，"病人A吃得和以前一样多"。

▶ 细致的观察对于护士是非常重要的

我曾经在旧式的医院里和一些修女相处过，她们仔细观察病人的状况，为病人制定食谱，用眼睛就可以确定酒和药的量，准确度和量杯毫无差别，从来没出过错。我并不是希望每个护士都这样，每个人可以有自己的方法，只要结果是准确无误的就好了。我只是想说，如果护士用眼睛就可以确定病人需要吃多少食物，那么，她一定知道给病人的食物的量是不是合适。在医院中，那些给病人分配食物的人能够清楚地掌握食物的量，不用称量就可以知道每一个病人的食物是多少，病人A是十盎司，病人B是五盎司……不过，有些病人厌恶食物，他们觉得自己不会恢复健康。因此，他们只是把盘子里的食物搅拌几下，或者是把勺子放在杯子中，用这种做法骗过护士的眼睛。粗心的护士就上当了，她把食物端出去的时候，没有发现这些食物的量没有减少，跟端进来的时候是一模一样的。她还会向医生报告，说病人像往常一样吃了一些食物，而这个"往常"只是她以为的，实际上从来没有存在过。

让这样的护士照顾病人，谁能放心呢？

▶ 容易激动的病人和容易记恨的病人的不同之处

我想提醒大家一些事情，很多护士也容易忽略这些事情。情绪容易激动的病人不同于我所说的容易记恨的病人。前者在受到震惊或者感到焦虑的时候，立刻就会表现出来，但发泄过之后很快就没事了；后者看上去总是很平静，甚至反应有些迟钝，对外界的一切都不感兴趣，人们认为他不在乎任何东西，但你会发现他的情绪越来越低落。在给病人使用麻醉剂或者通便剂时，这两者的区别很容易表现出来，前者很快就有反应了，后者在一天后也不一定有效果。一次访问或者一件不寻常的事情马上会影响到前者，但不久之后就恢复原状了；对于后者来说，对发生的事情没有任何反应，一点问题也看不出来，后来却莫名其妙地死了，或者一生都生活在阴影之中。人们都认为容易激动的病人不好照顾，但我认为容易记恨的病人才是真正难以应付。对于前者来说，可能是一场爆发，但爆发之后就没事了；后者却不同，你不清楚他在想什么，也不知道事情什么时候才会结束。这样要求你时时刻刻注意病人的状况，才能知道结果会怎样，因为事情过后不会马上表现出来。粗心大意的人常常会犯错。

▶ 迷信——不仔细观察的结果

迷信来源于没有仔细观察事物，而且粗心大意的人容易迷信。以前，农夫们认为牛得病是因为魔力，认为会结婚是因为见到了喜鹊。我在医学领域内也听过很多关于迷信的事情，即使受过高等教育的人也难以摆脱迷信。

▶ 从脸上推断疾病

我听过很多关于疾病和健康的面相术，但普通的观察者或者访客是无法从病人的脸上来推断病人的身体状况的，因为脸是全身最难以判断身体状况的部位。在人体中，脸在受到各种因素的影响后会发生变化，并不仅仅是健康的影响。如果不仔细观察，人们根本不知道如何分辨各种影响：脸暴露在外面会产生什么变化？什么脸色表示身体健康？皮肤细嫩、皮肤充血、脸红在脸色上会有什么表现？而且，身体虚弱时很难从脸色上表现出来，因为脸不仅容易红，还容易改变颜色。不过，有一些疾病可以从脸色上看出来，或者是眼睛、舌头，例如，大脑兴奋的时候可以表现在瞳孔上。但是，上面的情况是针对一般观察者而言的，而不是细致的观察者。细致的观察者会说，人们的话大部分是没有根据的，例如，他看起来很健康,他看上去生病了,他看起来好多了,他的病情看上去恶化了,他的脸色看起来很差,等等。

如果人们没有仔细观察,或者凭借着经验(这只是他们自以为的经验而已)来说话,他们就很容易犯错误,而且还意识不到自己的错误。

我认识一些慢性病患者,他们每天都在遭受着折磨,不仅有身体上的疼痛,还有失眠的痛苦,疾病在摧残着他们的身体和精神,但在去世的前几天,他们的脸色非常好,脸颊上还有红晕,而且出现了健康人才有的光彩。这时候,有些人会对他们说:"你的脸色真好,看上去你的身体好多了。""我相信你一定可以活到90岁。""你可以多运动一下,或者参加一些娱乐活动。"听到这些话,病人的心中肯定很难受,但这样的事情经常发生。

显然,疾病是可以从脸上看出来的,只要仔细观察。因此,希望所有的护士都学会从病人的脸部来观察病人的身体状况。

有经验的护士一眼就能看出病人脸上的红润是由于昨晚打了麻醉剂,因为病人的疼痛复发了。缺乏经验的护士会认为病人恢复健康了,所以脸上才会出现红润。

病人的身体是否虚弱无法从脸色上判断出来,即使病人的脸色非常苍白,你也不能说病人的身体更虚弱了。不过,虚弱也是很容易察觉出来的,那就是病人的脸色变得灰白。

但是,护士难以察觉这些变化。当她看见病人的脸色变成灰白时,她才会说病人的身体太虚弱了,不适宜走动,或者病人自己告诉护士说他的身体很虚弱,护士才会明白。

如果仔细地观察病人的脸色,绝对能够确定他的身体是不是虚弱。

▶ 病人的怪癖

护士一定要了解病人的怪癖。有些病人喜欢一个人承受痛苦,不喜欢别人照顾他;有些病人喜欢别人照顾,希望有人陪着自己;只要用心观察就能够发现这两种怪癖,但常常被人们忽视。在我们身边,不时会出现这样的事情:一个护士寸步不离地守在第一个病人身边，这个病人却希望自己待着，而第二个病人希望有人陪着自己，护士却不管他。

▶ 护士必须自己观察病人的身体是不是虚弱，因为病人不会说出来

我认为持续时间长而且无法治愈的疾病带给病人的痛苦是无法想象的，不仅有生理上的痛苦，还有心理上的折磨，因为护士经常告诉他这样做、那样做，但他的心里很清楚护士不了解自己的身体状况，他根本没有能力这样做、那样做，也许他几个月前可以做到，现在却不能了。如果护士无法注意到这些变化，护士有什么用呢？我知道有一些护士注重金钱和地位，她们所做的一切也是为了金钱和地位，这样很容易发生意外事故（致命的或者慢性的），因为她们不会仔细观察病人的状况。如果病人一个月前可以自己洗澡，一个星期前可以自己散步，护士就认为他们现在还能做这些事情。病人继续做这些事情的时候，常常感觉到没有力气做下去，觉得自己非常无助，这时的病人很容易出事。这不是什么难以预料的疾病，例如卒中、瘫痪、晕厥（如果护士能够仔细观察的话，完全可以发现这些难以预料的事情），而是可以预料到的事情，这些事情是可以避免的，因为病人的身体变化是一个缓慢的过程，只要仔细观察一定可以发现。

▶ 事故的发生是因为护士的疏忽

一个不需要躺在病床上的病人由于腹泻、呕吐或者其他的疼痛不得不在床上躺几天，他第一次起床时护士让他去另一间屋子里活动一下，护士却不陪着他。过一会儿，她会去看看病人。她从来没有想过病人可能会遇到危险，也许会晕厥，也许会浑身不舒服，也许需要什么东西。她总是为自己的行为找借口，说病人不希望有人跟着。的确，病人在一个月前那样说过，但现在没有说。由于护士的疏忽，导致很多病人在康复的过程中遭遇危险，有的病人会晕厥一两个小时，有的病人要承受饥饿或者寒冷的折磨，等等。

▶ 护士的观察能力在下降吗？

现在护士对病人的细心程度和以前是一样的，并没有什么提高。在医学上，我们取得了非常大的进步，对人体结构的研究也有着飞速的发展，我们明白疾病是如何影响人的正常生活的，也能够预料到各种疾病会产生什么后果。不过，就观察疾病这一方面而言，我们还很欠缺。也可以说，观察作为医学至关重要的一部分，它的水平在相对下降，难道不会产生什么负面影响吗？

我们总是听说这样的事情：照顾病人的护士或者病人的朋友，可能是普通朋友，也可能是医学界的朋友，这样说："A的病情怎么突然恶化了（或者B突然死亡），我昨天见到他的时候，他的状况看起来很好，怎么会发生这种事情呢，真是出乎人的意料，太突然了。"很多人都会认为这样的事情是突然发生的，从来没有人说："先前一定有迹象表明会发生这样的事情，如果我仔细观察一下，绝对能够找出来。我们要记住病人的状况，下一次要亲自看着他。"没有人这样说过，从来都没有。他们总是说不可能观察到什么迹象，而不是说自己没有仔细观察，或者观察本身有欠缺。

人们必须仔细观察病人的状况和在死亡线上挣扎的病人，事后还要仔细想一想，努力从病人的表现中找到疾病复发的迹象，死亡将要来临的征兆等，而不是推脱说没有什么迹象，病人的变化是突然发生的，毫无根据可寻。

▶ 对普遍情况的观察

缺乏对周围环境的观察力，或者采取中庸态度来观察，这都是不好的，因为它们会误导人们。

如果医护人员仅仅观察病人器官上的显著变化，那么，他们得出的结论常常会出现错误，这样和什么都不观察的结果是一样的。例如，病人的腿摔断了，外科大夫只是检查一下病人的腿，而且观察一次就做出判断。无论大夫是早上看还是晚上看，病人的腿都是一样的。不管病人现在的状况如何，将来又会发生什么变化，在腿没有接好之前肯定是断的，这一点毋庸置疑。同理，人们的其他器官上也会出现这种情况。经验丰富的内科医生只要给病人把把脉，就能够知道病人的身上长了动脉瘤,这个疾病会让他走向死亡。

不过,大部分的疾病没有这么简单,只是把把脉就能够确定病情。想要了解病人的身体状况,必须对病人进行整体的观察。我们都知道,在任何一个大的城镇中,社会组成都是非常复杂的。死亡也一样,并不是由某个器官的疾病造成的,而是多种相互关联的疾病相互作用的结果。我们总是听到这样的说法,尽管这个说法非常荒谬,而且具有很强的误导性——这个人的各个器官都没有毛病,怎么突然就死了。有时候,人们还会加上这些内容:他一直很平静,胃口也很好,房间里的通风也不错,等等。那些人一遍一遍地说着,甚至会丢掉最后一条,或者说这一条很难做到。其实,即使做到了又有什么差别呢?虽然通风很重要,但离开了仔细观察,它也没有任何作用。曾经,一位著名的内科医生向病人的亲朋好友保证,病人一定会恢复健康。为什么他可以如此肯定呢?因为他仔细观察病人的状况,为病人制定了康复计划,病人也一直按照医生的要求去做。而且,他还考虑到了使病人病情恶化的各种可能,并且采取了预防措施。

即使一个人不是医生,只要他能够仔细观察,并且具有一定的经验,他就能够猜测出家庭成员能够活多久,准确程度甚至高于医生,因为医生不会长时间和病人相处,只是为病人诊断而已。

在保险业或者其他类似的组织中,人们一般不会要求投保人去医院检查身体,而是通过投保人的居住环境和生活方式来判断他们的健康状况,结果是非常准确的。虽然W·史密斯先生看起来身强体壮,当痢疾侵袭时,他的生活方式使他很容易被感染。尽管J夫妇的身体很健康,但他们居住在伦敦的某一河边的一栋房子里,导致好几个孩子早早死亡。

▶ "平均死亡率"告诉我们一百个人中有几个会死亡,而仔细观察让我们知道这一百个人中哪些人不会死亡

一般性的观察并不能给我们带来准确的信息,也会使我们的观察力下降。"平均死亡率"只是告诉我们在一个城镇的全部人口中有多少人死亡。但是,"平

均死亡率"不会告诉我们到底是谁死了，究竟是 A 呢还是 B 呢，我们不清楚。我们只是知道，在伦敦的 1000 人中会有 22~24 人死亡。但是，对环境的细致观察能够让我们知道，在某个社区中，或者是某条街上，某一间房子中，甚至是房屋内几平方米的地板上是不是有人死亡。

如果我们知道一个人的生活环境，知道他居住在哪条街的哪栋房子里，就能够判断出他的死亡率是多少。

如果我们的观察更细致，我们得到的信息就更多，得到的结论也会更精细。

我们在贫农工厂的名单中，总是会看到相同的姓氏，一代代出现。这表明，这个家族中的人，不管是上几代还是下几代，总是生活在这种贫困的环境中。死亡和疾病类似于贫农工厂，它们也是来自同一个家族，生活在同一个地方，也就是说，居住的环境相同。只要我们仔细观察，一定可以发现它们。

仔细的观察者同时也是预言家，他会告诉我们不管这个家族的成员是不是结婚生子，他们都注定要灭亡，因为他们的精神和肉体一直在退化。不过，有没有人从中发现什么呢？人们都知道，生活在这种家庭的孩子很容易死亡，死亡率高达 80%。这就是天命，别人能够说什么呢？没有人知道那个家族灭亡之后，会不会有新的家族诞生；也没有人知道新家族是不是从灭亡家族中延续下来的。

▶ 为什么要观察？

我们一再强调仔细观察的重要性，有没有人想过我们为什么要观察呢？观察不是为了堆积信息，也不是为了发现有趣的事情，而是为了拯救人的生命，使人们的身心更健康，生活得更美好。很多人都明白这一点，我说出来好像是多此一举。不幸的是，虽然很多人明白，但他们并没有做到，他们的行为只是在追求更高的医学知识，在他们眼中病人是疾病的载体，也是他们进行试验的对象，各种疾病给他们提供了有趣的病例，让他们获得了各种信息。我的说法并没有夸大其词。如果你怀疑病人中毒，观察后发现可能是茶壶引起的，你就应该立刻切断病人和病原体之间的联系，而不是首先去考虑茶壶上有什么致病物质。为病人的生命负责，不仅是医护人员的责任，也是医护道德的要求。如果医生怀疑病人中了毒,他应该做什么呢?这个问题很容易回答,让一位细心的护士守在病人的身边,自己去寻找病人,绝对不能扔下病人不管。

▶ 如何做一个值得信赖的护士

每一个护士都应该是值得信赖的,是病人可以托付的。那么,护士要如何做才能让人信赖呢?她要迅速投入到自己的任务中去,不能乱嚼舌根,说没用的话。除了向相关人员报告,她不向任何人解答关于病人的问题。她遇事要镇静,诚实地面对一切。而且,她必须是虔诚的、乐于奉献的人。她要热爱自己的职业,敬爱生命,因为她们是上帝选择的天使,掌握着病人的生命。她必须是一个善于观察的人,一眼就能发现细微之处,还要有高尚的情操,细腻的情感。

▶ 观察的目的是实用

我们再来看一下上面那个问题:为什么要观察?观察的目的是什么呢?许多人认为观察的目的就是观察本身,就像许多医生认为自己的责任是诊断而非医治。最近发生了这样一件事:三位医生给病人诊断,尽管他们怀疑病人中毒了,但他们根据自己喜好,按照痢疾给病人医治,导致病人毒发身亡。这是一个很极端的例子,但我们身边时常出现类似的行为,只是程度比较低罢了。我们经常听到医护人员说,病人在空气不新鲜的病房中,或者在现在所处的环境中,他们的病情不会好转,更不可能完全康复。但是,她们让病人继续生活在这种环境中,从来不想办法把对病人有害的物质消灭掉,尽管她们也知道这些东西会危害病人的身体,甚至会让病人死亡。甚至她们也不向负责病人的人报告,让他想办法改善这种情况。

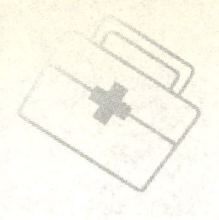

第十四章

结 论

▶ **内外科中的卫生护理同样重要，决不能用内科护理代替外科护理**

  我们前面说的那些要点，比较适合小孩和分娩后的妇人，同样也适用于外科疾病和内科疾病。在很多情况下，外部的伤害更需要细心照顾。外科病房中的护士的主要责任是保护病人，不让病人出现发烧、炭疽、化脓等症状。如果病人的情况是骨折、截肢或者中毒，他们是不是会出现上面所说的症状，取决于护士在照顾他们的时候有没有注意我们说过的各种事项。如果病房里充满了恶臭难闻的气味，病人就容易出现各种症状，伤口也会化脓，一个身强体壮的年轻人将会被折磨得意志消沉，最后可能走向死亡，其实他是可以康复的。外科病房的护士必须要保证病房的清洁，空气要清新，光线要充足，温度也要适宜。

  虽然我们这本书主要讲的是卫生护理，但真正的医护技巧也是非常重要的。在一个环境非常好的病房中，病人也会因为流血不止而死亡。另外，尽管病房里的空气很新鲜，环境也很清洁，如果护士不懂得变换病人在病床上的姿势，他的身体也会不舒服，承受着疼痛的折磨。如果护士没有专业技巧，即使掌握了这本书中的所有内容，也不会成为一名合格的护士，主要有三个原因：（1）

这仅仅是关于护理的一些札记，而不是护士的工作手册。（2）写下这些札记的人也见过真正的外科疾病护理，阅读过各种护理手册，她认为护理技巧不是阅读书籍就可以掌握的，而是在照顾病人的实践中摸索出来的。她承认伦敦旧式医院中的修女们的外科疾病的护理技巧非常不错，比欧洲其他地方的护理技巧要高明得多。（3）虽然有了熟练的护理技巧，成百上千的病人却死于其他的原因，例如，污浊的空气，不合理的饮食等，但反过来的情况非常少。

▶ 儿童比成年人更容易受到伤害

我们再来说一下儿童，相比成年人而言，他们更容易受到不良影响。空气不新鲜、房间里的温度不适宜、卫生条件比较差，衣物和被褥不干净，突然出现的噪声，不恰当的食物，食物供应不准时，光照不充足，床上铺的东西的厚度不合适，当病人起床的时候护士没有照顾好他们……这些事情都会给病人造成伤害，儿童也会受到影响，而且对儿童的危害来得更快，也更严重。因此，护士一定要明白这些事项对儿童的影响多么大，尤其是生病的儿童。

污浊的空气对儿童的伤害最大，尤其是晚上无法呼吸到新鲜空气。如果儿童睡觉的时候屋子是封闭的，将会对他们的健康有害。当儿童生病的时候，他的呼吸是不规律的，这时候呼吸几个小时的污浊空气，可能会危害到他们的生命，尽管这对成年人不会造成什么影响。

前不久一篇优秀的演讲稿问世了，它的名字是《婴儿和儿童的突然死亡》，它让我们明白了细致的医学护理对儿童是多么重要。"在许多病例中，婴儿或者儿童总是会突然死亡，人们说那是意外情况，但这些死亡并不是他们所得的疾病造成的。"

我希望大家仔细检查一下，有多少儿童的死亡不是疾病导致的，是可以避免的。在我们说到这些死亡的时候，最好不要使用"突然"这个词（相对于未成年人而言，中年人的突然死亡的比例要低得多），如果我们能够这样思考的话，得到的结论还会比较接近事实。

我们说一下会导致生病儿童"意外"死亡的因素：突然出现的噪声带给他

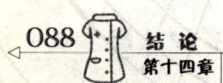

们的惊吓；温度的突然上升或者下降，虽然时间很短，但造成的影响很大；粗暴地打断他们的睡眠；强迫他们吃太多的东西或者匆忙进食；对神经系统的突然刺激，等等。总之，任何影响到儿童呼吸的因素都可能使他们"意外"死亡。

我想补充一点，对于非常虚弱的成年人而言，这些原因也是普遍存在的，比人们所能想到的还要普遍。其实，根本没有什么"突然死亡"，都是这些原因引起的，造成了无法挽救的伤害。

不管是成年人还是儿童，也不管是病人还是健康人（对生病儿童的影响最明显），最致命的因素就是在污浊的空气中睡觉，即使是几个小时。这个因素最容易影响人们的呼吸，造成"意外"死亡。

在前面我就说过，寒冷的空气和新鲜的空气是不同的，一定要弄清楚。也许你的病人冻得浑身发抖，但还是没有呼吸到新鲜的空气；相反，也许你的病人就待在温暖的房间里，呼吸的空气却很新鲜。这是对护士的一个考验。

有些疾病常常使病人晕厥，尤其是影响到病人的呼吸器官、阻碍新鲜空气进入肺部、改变体表温度的疾病。对于患有这些疾病的病人，护士可以让他们喝一些热饮，能够有效地防止晕厥。不过，很多护士或者病人的亲属不会这样做。她们常常把屋子的缝隙堵住，不让新鲜空气流进来，还把病人身上的被子换成薄的，病人能够制造的热量本来就很少了，这样一来，热量散失得更快。

很多人这样告诉孩子："注意你们的呼吸，不要把呼吸当成自然而然的活动，而是需要你用心经营的活动。"确实，这个说法是正确的。除了上面所说的要点，这一点也非常需要注意。虽然呼吸是不知不觉进行的，但对于病人（不止是儿童，还包括成年病人）来说，注意呼吸很重要。

"疾病常常会影响到我们的呼吸系统，导致呼吸功能下降。如果呼吸不顺畅，就会影响身体中其他器官的正常运行。""当我们的神经系统没有力量支持呼吸活动时，我们的生命就会结束。"这两点向我们解释了为什么会有那么多的儿童"意外"死亡。

这两个原因也会导致中年人的死亡，虽然他们的死亡不是突然发生的。而且，呼吸不畅也会影响中年人的其他器官的运行，甚至危及生命。

▶ 结 论

总体来说，所有的人都应该掌握一些卫生知识，护士和母亲还要掌握一些护理知识。

▶ 让妇女学习有关健康规律的知识，避免胡乱开药这种现象

男人们经常说，不应该让妇女学习健康法则，因为她们会给别人胡乱开药。的确，在生活中，我们常常见到随便开药方的例子。一位非常著名的内科医生告诉我，很多母亲、女管家或者护士，总是让孩子服用氯化亚汞，有时候会连续服用或者大剂量服用，其时间之长、剂量之大是任何一位医生没有见过的。另外一位医生告诉我，好多妇女对医学的认识是氯化亚汞和轻泻剂。这些都是真实存在的。职业的医护人员从来不会乱开药方，只有业余的女性才会让病人乱吃药。一个有经验的、负责的护士绝对不会做这种事情，她自己不会胡乱吃药，也会阻止别人这样做。其实，只有让母亲们、女管家、护士真正地了解了健康知识，才能避免乱开药这种现象。如果医生明白了这一点，就能让护士更加服从自己，能够给自己带来帮助而不是阻碍。对于女性进行健康教育，有助于减轻医生的负担，没有医生会希望出现更多的病人，让自己有忙不完的事情。

▶ 药理学讲述的是什么？观察能够告诉我们什么？医药的作用是什么？自然机理的作用呢？

妇女们觉得自己不清楚"病理学"的知识，也不知道解剖学，所以无法了解健康规律。病理学和健康规律很容易混淆，不容易区分两者的不同。病理学讲述的是疾病带给人们的危害，没有其他的内容。如果我们不能通过观察积累经验，就无法了解健康的原则，因为病理学上不会讲述这些。只有经验能够告诉我们如何保持健康，或者重新得到健康。很多人认为医治代表的是修复过程，事实并非如此，医治类似于外科手术，只是清除对健康有害的东西，没有愈合的作用。自然机理才是愈合的根本原因。外科手术把我们身体中的子弹取出来，

因为子弹会影响伤口的愈合，但愈合靠的是自然机理，而不是手术。医药的功能和医治相同，只是把阻碍自然机理的东西除去，此外没有任何作用。护士的职责就是让病人处于对自然机理最好的环境中，但事实往往不是这样。护士认为新鲜的空气、干净的病房、安静的环境是奢侈的事情，只有条件允许时才会提供给病人，但药物的作用是万能的。如果今后不再出现这样的例子，我讲的内容就起到了应有的作用。

很多人认为，如果把一个普通女人变成护士，得到的结果肯定是令人失望的，她会被人们厌恶，失去生活的目标，什么事情都做不好。

这让我想起一个故事，有一个人被任命为校长，原因是他当过猪倌。

上面的观点建立在这样的基础上，他们认为训练护士就像是训练仆人，实际上并不是这样。

现在的作家都喜欢写这样的故事：一位在爱情上受了伤的女子，或者整天待在闺房里的女子，为了寻找自己的恋人，来到医院里当护士。等到她找到恋人之后，马上就离开了病房。这样的女子是不合格的护士，她们永远无法在护士这个领域里成为女主角。

虽然有些人的出发点很好，但他们常常做错事，因为他们自认为懂得很多，实际上知道得很少。

不要说管理整个医院的病人，即使是照顾一个病人，也要明白生死存亡的法则，知道关于健康的法则（护士是不是有知识和经验，决定了病房的环境是否健康）。这些法则不是一下子就能掌握的，只有仔细观察和慢慢积累经验才能得到。这是一种高深的艺术，不是那些情场失意想要寻找爱情的女孩能够掌握的，也不是只想挣钱的贫民工人能够了解的。

如果护士不清楚这些法则，病人就会遭受各种折磨。

关于这一方面，信仰天主教的国家做得比较好，至少理论上比其他的国家先进很多。这些国家的慈善机构的修女或者主管做得非常好，他们不允许清教徒加入这个行业，因为他们认为清教徒不是为了行善，而是有其他的目的。

虽然我们的护士不用宣誓，但我觉得"宣誓"很重要，它让我们明白护士们是真的喜欢这个职业，喜欢为慈善服务。"宣誓"有什么不好呢？难道我们的爱心不值得宣扬吗？

我希望姐妹们清醒地对待这两种观点，不要盲目服从。一种观点是高呼女人的权利，它认为只要男人能够做到的事情女人就可以做，包括医生和其他领域的一些职务。它希望女人去做这些事的原因是"男人在做这些事"，而不是从女人的角度去考虑她们是否适合做这些事。另一种观点是只要男人做的事情，女人就不应该去做，因为女人和男人不同，女人要谨记自己的本分。我们经常听到这样的话：这是女人应该做的事情；这是男人的事情；女人不应该掺和男人的事情，等等。的确，女人应该去做自己最擅长的事情，而不要去管那是什么事情，她们是在为这个世界而工作，而不是为了上面的两种说法。虽然这两种说法的内容不同，但本质是一样的，都是非常片面的。一个聪明的女人绝对不会被这两种观点左右，因为它们的说法是不正确的。

当你把一件事情做得很好时，你不会希望听到这样的话："太棒了，这本来就应该是女人做的事情！"或者："虽然不错，但你不应该去做这件事情，这是男人的事。"你去做一件事是因为你想做这件事，这件事对你来说是有意义的，而不是去考虑它是不是合适女人去做。

大家都认为是女人应该做的事情，女人不一定能够做好；大家认为适合男人做的事情，也许女人能够做得很好。

所以，不要被别人的看法左右，带着纯洁的心去做自己想做的事情吧！

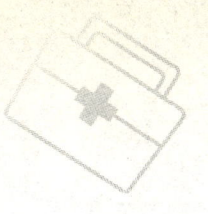

附 录

大不列颠护士的年龄

护士 年龄	外籍 护士	本国 护士
所有年龄	25466	39139
5岁以下	…	…
5~9	…	508
10~14	…	7259
15~19	…	10355
20~24	624	6537
25~29	817	4174
30~34	1118	2495
35~39	1359	1681
40~44	2223	1468
45~49	2748	1206
50~54	3982	1196
55~59	3456	833
60~64	3825	712
65~69	2542	369
70~74	1568	204
75~79	746	101
80~84	311	25
84以上	147	16

20岁及以上的护士人数

护士 工作区域	外籍 护士	本国 护士
大不列颠及英国领海上的岛屿	25466	21017
英格兰和威尔士	23751	18945
苏格兰	1543	1922
英国海上岛屿	172	150
第一区：伦敦	7807	5061
第二区：东南部	2878	2514
第三区：英国中南部	2286	1252
第四区：东部郡县	2408	959
第五区：西南部郡县	3055	1737
第六区：中西部郡县	1225	2283
第七区：中北部郡县	1003	957
第八区：西北部郡县	970	2135
第九区：约克郡	1074	1023
第十区：北部郡县	402	410
第十一区：蒙莫思郡和威尔士	343	614

（编者注：上面两个表要竖着看而不是横着看。）

▶护理札记——写给在大不列颠工作的护士们

上面两个表是1851年的调查结果，根据第一个表可以得知，有25466名国外的护士在大不列颠工作，在39139名国内护士中，有2800多名护士是家庭主妇。第一个表是根据年龄划分的，第二个表是护士的分布情况。

提高这个群体的工作效率，让大多数的人能够掌握真正的健康法则，这是一项具有重要意义的事情。

现在还存在一些不好的现象。在护理工作中，大部分人做得很好，但也有一部分人经验不足，使病人承受着各种折磨。一位医生曾经告诉我，他派一名护士去私人家庭中照顾病人，结果不但没有照顾好病人，还给病人带去了痛苦。

任何一个照顾别人的人都可以称为护士。在我们前面所讲的内容中，"护士"这个词不仅指专业的护士，也包括业余的护士。除了照顾病人和孩子的护士，这个词还可以形容其他的人，例如，病人的亲朋好友，临时照顾病人的人，家庭主妇，等等。不过，专业的护士和非专业的护士没有太大的差别，她们同样不了解健康法则。

在学校中，经常会出现女校长。大家想一想，有多少孩子在这些学校中得了传染病？学校中的女孩又有多少呢？这些女孩长大后会成为母亲，也可能是护士，或者是女校长。如果在学校中可以学习一些关于健康规律的知识，例如，新鲜空气的重要性，注意环境卫生，饮食应该注意的方面等，是不是可以减少不必要的死亡呢？因为我们要依靠妇女来改善个人卫生和家庭环境，使人们摆脱由于卫生不良带来的疾病，甚至是死亡。为了我们的种族能够更好地发展，我们应该让女性们了解健康知识，掌握健康规律。我们可以采用各种方式向她们传授这些内容，教学是最基本的途径，做实验也是不错的选择。

▶ 一些简单的注解

1. 从死亡率推理出来的结论

我们可以从死亡率得出大量的推论。在很长一段时间里，许多论文中都会说："伦敦每年都会有25000多名儿童死亡，他们的年龄都不超过10岁。为了挽救更多的儿童生命，我们应该成立一个儿童医院。"今年春天已经制定了成立儿童医院的详细计划，许多人正在努力把这个计划变成现实。"女性们也不了解卫生知识，所以也应该成立一个女性医院。"虽然这个说法令人很不舒服，却是不容忽视的事实，这说明什么呢？说明了儿童死亡率很高的原因，由于缺少新鲜的空气、整洁的环境、个人卫生不清洁等，从而导致了儿童的大量死亡。总而言之，不良的家庭环境是最主要的因素。解决的方法我们也很清楚，并不是非儿童医院不可。当然，建立儿童医院也是必要的，现在医院的病房有限，成年人也常常没有病房。但是，医院的负责人不会这样想，他们不会承认由于病房不够，从而导致了儿童的大量死亡。他们也不会因为这个原因就成立儿童医院。

不幸的是，即使是受过高等教育的妇女也缺乏卫生知识，而她们是改善全国人民健康状况的主力军。就算成立了女性医院，难道就能改善这种情况吗？

如果儿童的死亡率不再上升（先不管能不能下降），我们就已经感到无比欣慰了。

2. 为什么要关闭无人居住的房子？

如果某间房子没有人居住，人们认为紧紧关闭门窗，用挡板把烟囱封死，才是最安全的做法。这样能够保持屋内的整洁，防止灰尘进入。当病人要住进去的时候，提前几个小时打开门窗通风，不要让室内的环境影响病人的身体。经常有人问我这个问题：如果某一间房子不住人，什么时候打开窗户最合适呢？其实，这个答案取决于什么时候应该关上窗户。

3. 病人自己决定是否开窗

如果病人有能力四处走动，他就可以自己决定病房里的窗户是打开还是关闭，因为他随时都能做这件事情，不用护士来操心。如果病人只能躺在床上，病房里的通风状况就会不好，因为人们想不到病人需要新鲜的空气。我常常听到病人这样说："我一天中的大部分时间都待在这间病房中，只有一两个小时待在另一间病房里，但那个屋子里的空气远远不如这间屋子好，因为我可以自由地开关窗户。"的确，病人的说法一点都没错。

4. 空气质量测量器

安格斯·史密斯博士制造了空气质量测量器，我们把这个简化，可以用来测量病房或者卧室中的空气质量，这将有着重要的意义。如果没有温度计，护士们就无法测量水的温度，无法给病人们洗澡；同理，如果离开了空气测量器，母亲们和护士们就无法知道空气的质量，无法知道房间里的空气是不是新鲜。护士的责任是保证病房里的空气新鲜，而且温度要适宜，所以她们需要一支温度计和一个空气测量器。空气测量器也要像温度计一样简单小巧，而且能够自动显示读数。母亲们和护士们的感觉非常迟钝，她们无法判断房间里的空气是否新鲜，她们不知道孩子和病人睡在什么样的环境中。如果有了空气测量器，护士们就能随时了解病房中的空气状况。我认为，在房间里安装一个空气测量器是非常有必要的，也是非常简单的一件事情。

学校是一个拥挤的地方，许多孩子聚集在这里，而流行病也从这里产生。如果在学校里安装上空气测量器，就能够随时测量空气质量，那该多好啊！许多父母这样说："我们不会让孩子去学校，那里没有空气测量器，环境太差了。"学校里的宿舍是什么样的呢？猩红热就是在这里出现的，但这里还是没有安装空气测量器。

现在人们不会再这样说，灾难和瘟疫的发生是上帝安排的。人们已经知道，上帝只是把灾难和瘟疫的种子扔到人世间，至于它们会不会生根发芽是人类自己决定的。空气测量器能够带领我们找到这些种子，提醒我们采取措施防止它们生根发芽。

5. 新鲜空气的标准

当护士在病房中静止不动时，依然能够感觉到室内的空气轻拂过她的面颊，这就说明室内的空气是新鲜的。

不过，护士总是惊讶病房里的窗户是打开着，她们不愿意花费心力去确定病房中的空气是否清新。有时候，病房的门一定要打开，因为人们要进出，或者是搬运东西。细心的护士在打开窗户之前，一定会把门关上，否则，病人坐起来的时候就会处于气流中。当然,病人洗澡或者是身体暴露在外面时,更不能处于气流中。

6. 便盆要及时清理

护士在照顾病人的时候,一定要及时清理便盆,不能因为便盆有盖就不倒空,或者是一天只倒一次。在这一点上,很多护士做得不好。有时候病人腹泻了好几天,护士却不知道(即使是最好的护士也一样),因为每天只倒一次便盆,而且是女仆在晚上整理病房的时候去倒。如果病房的外面是排水沟,或者隔壁就是水房,试想一下病房的环境会怎样呢?因此,便盆的盖子一定要盖着,还要及时清洗便盆。

如果护士不想做这些事情,以不是自己的工作为借口推脱,那么,她就不是一个合格的护士。一些照顾外科病人的修女,她们会仔细照顾病人,亲自动手做各种清洁工作,她们觉得只有这样才对得起自己的病人。当然,我说这些不是希望去做这些清洁工作,这样不仅会浪费护士的时间,还会耗费她们的精力。我只是想说修女们身上有着真正的"护士素质"——病人的利益是最重要的,然后才去考虑自己的利益,自己需要做什么事。如果护士总是等着女仆或者钟点工来做这些事情,病人就会遭受很多折磨,她们就是不合格的。

7. 注意马车上的环境

很多人认为马车上的环境状况不重要,没有什么好说的。其实,绝对不是这样。儿童对于空气的质量很敏感,在封闭的马车里待的时间长了很容易生病,尤其是肺病之类的疾病。如果封闭的马车里有厚厚的垫子、亚麻布等物品,这些物品容易吸收人体排出的废弃物和空气中的尘埃,这样的环境是非常糟糕的,对人体有着严重的危害。安格斯·史密斯博士通过调查研究发现,在快速行驶的火车里,拥挤的车厢中的气味非常难闻,类似于排水沟中散发出来的臭气,也可以说,车厢中的环境和曼彻斯特最肮脏的街道上的环境一样糟糕。

8. 上帝制定的规则

上帝为我们制定了健康规则，但我们的行动决定了如何使用这些规则，也就是我们的责任心。有时候，我们不能看到某项行动的结果，就会安慰自己说这些规则是可以打破的，上帝会帮助我们创造奇迹，原谅我们不负责任的行为。然而，事实真的是这样吗？

9. 仆人的房间

我想说一下仆人的房间。无论是房屋的建造者，还是管理这栋房子的人，他们从来没有考虑过仆人的房间，所以仆人的房间就成了污浊空气的聚集地，严重威胁着仆人们的健康。这种情况并不仅仅发生在伦敦的房子中，伦敦的仆人大部分居住在地下室或者阁楼上，还发生在乡间的豪宅中。我曾经听说过，有三个女孩住在同一间屋子中，她们都得了猩红热。很多人问："怎么会同时得这种病呢？"只要看一看她们居住的房间，闻一闻空气中的味道，你就知道这个问题的答案了。她们的房间在顶楼上，也不是很小，还有两个大窗户，只是住在里面的人犯了错误，忽视了我们说过的需要注意的各种事项。

10. 疾病不是单独存在的，而是紧密相连的

人们总是把疾病分门别类，认为它们是单独存在的，就像猫和狗一样，有着明显的区别。虽然各种疾病之间有着区别，但它们是相互关联的，就像环境的整洁或者肮脏，是我们可以控制的条件，或者把疾病看成是自然给我们的惩罚，警告我们没有处理好外部环境。

我是被充满知识的男人和一无所知的女人抚养长大的，曾经深信湿疹是这个世界上独一无二的种类，第一个湿疹降临到这个世界上的目的就是繁殖，不停地繁殖，就像狗的繁殖一样，而且湿疹和狗的本质是一样的，没有明显的区别。

当我学会观察这个世界之后，我发现密闭的房间和拥挤的病房会滋生湿疹病毒，滋生后会迅速繁殖。

我还观察到疾病的发展变化过程，明白了疾病是如何开始、如何发展、如

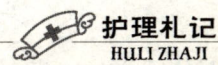

何突变的,也就是从一种病毒变成另一种病毒。显然,狗绝对不会变成猫。

在一间拥挤的病房中,我目睹了疾病的变化。开始时是发烧,接着迅速传播,同时也在产生变化,一会儿是伤寒热,一会儿是斑疹伤寒症,这些症状出现在同一个病房中。

如果我们从相互关联的角度去看待疾病,情况就会好得多,也会真实得多,是不是呢?

根据我的经验可知,在研究疾病的时候名词没有意义,前面的形容词才有关键作用。

11. 油漆的气味——粗心大意造成的

在《建造者》这篇论文中,提到房子中一个月都有油漆味,那就证明房子中的通风不好。当然,如果房子的设计很完美,也有足够多的窗户,只是忘了打开从而导致油漆的味道无法散失,那就是没有利用房子中的通风系统。这样一来,房间内肯定会充满油漆味。

12. 为什么要让病人感到惊讶?

不要让病人受到惊吓,这是护士的责任。在英国,只有小偷可能会从烟囱或者窗户里进入房间,其他的人肯定不会。人们只能开门进来,甚至需要房间内的人打开门才能进来。负责开门的人有时候是一两个,有时候甚至是三四个。当门铃响起来的时候,这些人知道自己应该做什么。

看门的执勤人员换班要勤一些。不过,我们时常会听到这样的话:在A执勤的时候,敌人很容易进来,B执勤的时候就不会。我们应该如何看待这种情况呢?这类的借口经常听到,尤其是机构和私人家庭中。正是在A执勤的时候,门被打开了,不适合的人进来了,或者是东西投递错了,使病人受到了惊吓。

13. 手术的快慢决定了手术的成败

在许多内科手术中,手术持续的时间越长,危险性就越高。而且,手术的

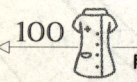

成功与否和手术进展的快慢成正比。在精神病的手术中，也存在这样的关系。医生的能力决定了手术的快慢，但速度快绝对不等于匆忙。

14. 医院比私人病房更能正确处理事情

在这里我想说一下，上流社会的两种妇女都死于外科手术。不过，伦敦的医院中绝对不会出现这种情况。

15. 不适合的衣服

我希望穿着这种衣服的人能够意识到，这些衣服是多么不合适。当一名非常受人尊敬的女性弯腰的时候，因为衣服的不合适把胸部暴露在病人面前，就像是舞台上的演员。不过，没有人会把这种情况告诉她。

16. 裙带燃烧起来

如果护士的衣衫没有燃烧起来，那她真的很幸运。如果护士不用心照顾病人，没有把全部的身心都放在病人身上的话，她的衣裙就可能烧起来。这种混谬的习俗引起了好多火灾，使许多病人在火灾中失去生命。具体的数字是多少，我也不清楚，恐怕只有医院的主管知道了。如果人类承认自己是愚蠢的，他们更应该时刻注意这种愚蠢。任何一个化学家都明白，把明矾加入淀粉中，然后用它们来洗衣服，衣服就不会燃烧了。

17. 当病人做事的时候不要和他说话

每一名护士都应该记住，病人走动或者站着的时候，千万不要和他谈话，这是非常重要的一点。很多护士没有仔细观察的习惯，她们不知道什么时候可以和病人交谈，什么时候不能和病人说话。我听到过许多这样的事情，当病人在房间里行走或者站着时，护士突然闯到病房里来，或者跑到病人面前去说话，病人受到惊吓而摔倒，或者晕厥，甚至病人一看见护士就发生事故。如果病人的身体比较强壮，自己可以坐下，这种事故发生得就少一些。即使护士一直陪伴在病人身边,也不要突然叫住病人,或者和病人交谈。很多护士不明白这种情况,虚弱的病人在运动的时候,他们的心脏、肺部、大脑都是非常脆弱的,很容易受到惊吓。

18. 团级医院中的护理

很多人都认为,在团级医院中的病人要相互照顾,因为这里的病人比较特殊,30个人里面只有一个人得了很严重的病,其他的29个人的病情都不严重,甚至觉得住在医院里很无聊。这29个病人应该去照顾那一个很严重的病人。而且,军人的天职就是服从,他们一定会遵守这个命令,成为最好的护士,用心照顾自己的同事。

持有这种观点的人有没有想过,如果要这些士兵服从,首先要知道怎样服从,但他们根本不知道如何服从医护人员的要求。我曾经遇到过这种事情,这些"善良"的人(他们真的很善良)帮忙照顾病人,在移动病人的时候却把病人折腾死了。我明白,同志们之间的友情确实可以产生巨大的力量,但也会让他们聚众酗酒。就这一点而言,团级医院里不应该有女性护士,即使有也不值得提倡。不过,护士长是护理工作的领军人物,有着非常重要的作用,尤其是护士没有什么经验的时候,护士长的责任就更重大了。在伦敦的医院中,修女们经常需要照顾病人,这些病人是从其他的地方转过来的,因为他们受到了不好的护理。修女们总是恪尽职守,把自己的精力投入到医护工作中,知道自己应该做什么,不应该做什么。有了她们的照顾,病人什么都不需要想,这才是真正的"善良"。

19. 病人不喜欢别人读东西给他听,而是希望讲给他听

当孩子生病的时候,由于害羞他们什么也不说,但心里有一种渴望。他们希望别人给他们讲故事,而不喜欢听别人读故事。

20. 精神上的痛苦也在折磨着病人

当人生病的时候,心中总是充满了令人痛苦的想法,很少出现令人高兴的

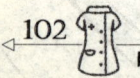

想法。病人自己也不明白为什么会这样。他们总是尝试着去寻找原因，认为自己在自寻烦恼，或者认为自己很没用，无法让自己快乐起来。其实，如果病人能够发自内心地笑一次，心中的痛苦就会消失。如果你想给病人带去快乐，用书籍或者谈话的方式能让他们感到愉快，直接的理性推理则不会。如果病人的身体太虚弱，无法开怀大笑，说一些平常的话也会令他们心情愉悦。我在前面说过，让病人一直面对着毫无变化的墙壁是一件残忍的事情，对他们的精神是一种折磨。在许多疾病中，尤其对高烧病人而言，这种墙壁会让他们的精神压抑，甚至崩溃，但只有有一束花就可以改变这种情况。形状和颜色可以缓解病人精神上的痛苦，使他们感到轻松愉快。

21. 病人渴望看到窗外的景色

我记得有这样一个故事：一个人的脊柱受了伤，在床上躺了一段时间，后来死去了。他是一名工人，他的心中没有对自然的强烈渴望，但他有一次非常希望看看窗外的景色。于是，他的护士想办法支撑住他的背，让他趴在窗户上观看外面的景色。后来，这位护士因此得了严重的疾病，差点失去生命，但病人根本不知道。很多人知道这件事情，他们认为护士很善良，但很少有人站在病人的角度去考虑，寻找事情另一方面的意义。病人对病房外的景色有着强烈的渴望，这种渴望类似于快饿死的人对食物的渴望，当一个人非常饥饿的时候，就算是偷他也要得到食物。"不顾一切"这个词很好地表达出了这种渴望。如果医护人员不满足病人的这种渴望，不让他们观看"窗外的景色"的话，他们就太愚蠢了，就像不让病人吃饭一样愚蠢。

22. 颜色对病人的影响

仔细观察病人的反应，你会发现红色的鲜花会让他们心情激动，深蓝色的花朵会让他们精神压抑。

23. 护士要严格控制病人的进餐时间

如果护士不能按时给病人提供他想要的食物,病人可以等待三四个小时吗?病人昨天连一两个小时都无法等待,今天又怎么能够等待三四个小时呢?这是大家普遍的推理。但是,从另一个方面来说,如果护士找不到病人想要的食物,就不让病人吃东西了吗?显然,绝对不会这样。如果护士的手上有果冻或者水果,她就会让病人在饭后吃这些东西,或者吃饭的时候一起吃。更糟糕的是,她会把这些东西放在病人的床边,导致病人没有胃口,看见这些东西就想吐。

24. 不同的病人对食物的需求不同

一些坏的食物导致的疾病,例如坏血病、痢疾、腹泻等,患这些疾病的病人喜欢吃某一种食物,有一些是食谱中没有的,需要为病人单独去做。食谱中有水果、腌菜、果酱、姜饼、火腿、熏肉、板油、奶酪、黄油、牛奶等食物。不过,许多病人不喜欢吃这些东西,他们的食物需要特别配置。

男人和女人的饮食也是不同的,因为女人的消化比较慢。

25. 面包是一种不错的食物

当一个人在进行消耗体力的活动之前或者身体不好的时候,人们认为他们最好吃一片面包。的确,我也认为吃一片面包要比喝咖啡、茶、牛肉茶点好得多,因为后面这些东西作用很小。当战士需要执行既劳累又挨饿的任务时,当护士忙着照顾病人没有时间吃饭时,他们需要吃一些热的食物,而不是冷的面包。如果忽略了这一点,将会产生严重的后果。如果他们能够配着热茶吃面包的话,那是最好的选择,但再多的热茶也无法代替面包。由于面包比其他的东西有着更高的营养,很多人得出错误的结论,这个错误是非常严重的,甚至是致命的。虽然我们不是很了解营养学和消化功能的关系,但也不能认为一切以消化为主,消化是最重要的。人们常常认为越容易消化的东西越好,虽然面包的营养价值高,但它的消化时间是其他食物的两三倍,所以面包不是好东西。其实,这种说法是错误的。

人们为什么会这样想呢？在英国，许多人在非常疲惫的时候，例如骑着马长途旅行，好几个晚上连续熬夜等，他们只是偶尔喝一杯茶，但不会吃任何东西。

事实胜于雄辩，让经验来告诉我们答案，而不是这些推论。

26. 把咖啡豆带回家煮咖啡

当你想要喝咖啡的时候，必须把咖啡豆带回家研磨，否则你会发现咖啡里面有一些菊苣。这不是口感的问题，也不是菊苣对健康有害，而是你想要的是咖啡，而不是菊苣。

所有的护士长、牧场的女主人、洗衣女工（为什么我要提到这些妇女呢？因为她们每天都有许多工作，但她们会把主要的完成，保证工作的质量），她们都认为价格高的茶作用大。不过，她们在其他方面不会这么"奢侈"。在关于茶的问题上，她们的观点是正确的。真正的好的茶叶中有许多提神的东西，这些东西正是她们所需要的，而黑刺李叶就没有这些东西。

家庭主妇们没有足够的知识，她们无法判断出什么是好的，什么是不好的。因此，她们在各个方面都缺乏一些东西，尤其是精神方面，她们没有能力管理一个病房或者牧场。

27. 护士们经常觉得病房如何是病人的事情，与她们无关

我曾经对一名护士说，病房布置得不合理，这样会影响病人的睡眠。她的回答让我惊讶，她说自己很清楚这种状况，只要病人喜欢就好。难道为病人制造一个舒适的环境不是她的责任吗？在这个问题上她可以称为一个"护士"吗？

28. 注意病人的睡衣

当你为病人洗完澡后，要亲手帮他穿上睡衣，在此之前你要把睡衣在火上烤热。病人穿的睡衣是潮湿的，脱下来之后就会变凉，火在烤干的同时也可以

为它通风。所以，让病人穿上这样的睡衣比穿上新的睡衣还要好。

29. 怎样清理房间里的灰尘

如果你想把干净的套子套在椅子或者沙发上，用来保持房间的整洁，这也算是一个办法。在很多年里，我亲眼目睹了打扫房间的过程，越来越感到惊讶。现在，我向大家描述一下这个过程。在晚上的时候，桌子、椅子、沙发上都落满了灰尘，这些灰尘和脏东西在这些东西上堆积，你可以用手在灰尘上写字，而且字迹非常清楚。女仆们打扫房间的时候，用掸子拍打所有的家具，上面的灰尘飞扬起来，然后重新分布，分布得很均匀，整个房间里都是灰尘。这样，房子就算打扫"干净"了。

30. 用油漆漆过和用墙纸裱糊过的房间的空气不同，很容易分辨出来

我可以肯定地告诉大家，一个习惯用感觉去判断房间的空气是不是新鲜、是不是合适病人或者孩子呼吸的人，即使蒙着眼睛也能分辨出一间房子是油漆过的还是裱糊过的。后者的房屋中灰尘比较多，即使打开窗户也不会改变这种情况。

31. 如何清理墙壁

把洗干净的衣服或者披肩挂在墙壁上，可以把肮脏的墙壁擦干净，至少可以擦干净一部分。这算是清理墙壁的一个方法，也是人们经常使用的，甚至是某些人清理墙壁和门的唯一方法。

32. 有时为病人做出的统计学是比较荒谬的

在妇女第一次分娩的时候，医生和有经验的护士会向惊吓过度的妇女保证，她的情况非常正常，不用担心，只是阵痛而已。这些话会让妇女放松，有利于生产。我要说的是，这是有经验的人说出来的话，如果没有经验的人说成这些话会怎么样呢？通常情况下，你告诉我肺病是可以根治的，依据是有个人发高烧，后来治好了。

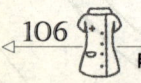

我曾经听过这样的事情，一个医生被指责没有治好病人，因为另一个医生使另一个得了不同疾病的人（性别和年龄都不同）康复了，而且是在另一家医院。是的，这是一件真实的事情。当人们在比较的时候，他们没有考虑各种因素，只是看到了结果，如果他们能够想到这些，就不会乱嚼舌了。比较不同医院的死亡病例是没有意义的，因为在各个医院看病的人的年龄不同、性别不同、得的病也不一样，这些是非常重要的。而且，一名患有水肿的老年男子和一名得了肺病的年轻女子是没有可比性的。不过，即使是聪明人也常常犯这种错误，不考虑性别、年龄、疾病等各种因素就去比较。其实，这些因素是非常重要的，否则，比较就失去了意义。

33. 宠物是病人的精神支柱

一般来说，很多病人的伴儿是宠物，或者他养的小动物，尤其是患有得了慢性疾病的人。宠物终年陪伴在病人的身边，带给他们快乐。只要病人还有力气，他们就会亲自喂宠物吃东西，为它们做清洁工作，做这些的时候病人也会非常开心。

34. 想象和事实

大多数的人喜欢想象，但真实的情况往往和想象不同。想象并不能帮助人们找到事实，它使人们丧失了观察的能力，而细致的观察却是发现事实的前提条件。在回答问题的时候，想象是非常危险的，可以运用的信息也非常贫乏，甚至承认他什么都不知道。离开了观察，他只能是一个愚蠢的人。

想象绝对不包括观察能力，却体现了想象的能力。他通过自己的想象来描述整件事情，把不存在的东西说得活灵活现。或者他会重复某些对话，好像这些对话是他自己听到的。这是一种常见的现象。这些人没有观察事实，只是凭借着自己的想象描述罢了。

法庭认为每一个人都可以说出真相，只要他自己愿意，不故意撒谎就行。但是，需要有细致的观察力和很好的记忆力，才能够说出真相，说出全部的事实。

有一句话这样说："我知道谎言是可怕的，但我从来不知道自己在说谎，除非有人告诉我这个情况。"想象就会产生这样的效果，每个人或多或少都是如此。

人们认为是最重要的证据，结果被证明什么也不是。如果一个人想象出一个故事，他自己不停地重复这个故事，最后他就会相信这个故事是真的，而不是想象出来的。

我曾经听说过好多类似的例子。一群人总是说他们每天早晨都会看到一个人去小教堂，其实这个人从来没有去过教堂；一个非常诚实的人说，有一个人天天来自己家里吃饭，实际上那个人从来没有来过；有些人在领圣餐的时候，跪在地上一直和不存在的人交谈；医院里的厨房每天会往外送三次饭，很多病人觉得厨房一天会送五六次。这些事情都说明，想象会让我们看不清事实。

35. 粗心的探访者

我作为一名有经验的护士，非常清楚粗心的探访者给病人带来的伤害。他们在探访病人的时候，总是说一些自以为病人听了会高兴的话，有时候会说："希望我的拜访不会令你感到不舒服。"他们不注意听病人说什么，也不去观察病人的状态，等到拜访结束后，病人的精神非常糟糕，浑身都很难受。即使病人的精神很不好，很不希望别人打扰自己，也不会对拜访者说："是的，你的拜访加重了我的病情。"

拜访者的影响是难以估计的，常常会产生一系列的后果，虽然不会带给病人死亡，却会使他们遭受很大的罪，阻碍他们的恢复。不过，很少有人会把这些后果和拜访者联系起来，因为只有细心观察的护士才能知道这件事。病人也不会知道什么事情对他们的伤害最大。

36. 让病人少动脑子比少费体力更重要

很多人认为，病人需要护士的原因是可以节省体力。我觉得护士更主要的任务是让病人少操心，最好是什么都不想。我可以明确地告诉大家，如果病人能够不操心，即使做一些体力活，他们的状态也会很好。不过，在私人病房中的情况正好相反。在医院中，有着严格的规定和管理制度，病人一般不用自己操心，这对他们是有好处的。

37. 英国女性有着良好的观察能力，但没有观察经验

据我所知，英国的女性比任何一个国家的女性都要缺乏观察习惯，但非常具有潜力，只要训练就能发挥出来。法国和爱尔兰的女性反应太快，不是好的观察者；条顿的女性反应太慢，也不具备观察者的先决条件。不过，英国的女性缺乏主见，常常服从男性的意见，而男人不相信她们的观察力，所以缺乏实践的经验。在一些国家中，女性（她们的智力水平不比英国女性的高）也要外出工作，男人也要做一部分女人的工作（其实，男人和女人的工作没有一定的界线）。男人愿意帮助女人做事情，让女人做他们的工作，因为他们认为女人更严谨、更细心，犯的错误也更少。

英国女性具有很好的观察天赋，通过某些事情可以表现出来。

我遇见过这样一件事情：一个小女孩听到某个人让两个小孩去取一坛盐，后来，这个小女孩说："玛丽不能走动，坛子是梵妮取回来的，但坛子里装的不是盐，因为梵妮走错房间了。"

生活中经常发生类似的事情。一个人让一名女子去取一本红色的大书，这本书就放在靠窗的桌子上。但是，这个女子却拿了五本小书，书的颜色是棕色的，而且是放在壁炉旁的书架上。接下来的一个月，她一直在整理这个房间，但一直没有发现自己拿错了，只要她仔细观察一下，她就会发现自己拿错书了，应该拿的那本书一直在桌子上放着。

观察的习惯非常重要，尤其是遇见突发事件的时候。如果"梵妮"观察到盐坛子在哪个房间里，她就能快速找到它，绝对不会拿错。

出现这种错误的原因有两个：

（1）从来不注意周围的环境，做事的时候不认真；

（2）没有养成仔细观察的习惯。

对于护士而言，还要记得把使用过的东西放回原位，等到你再次使用的时候，马上就能找到。否则，你一时想不起来把东西放在什么地方了，有可能造成难以弥补的错误。

38. 随时注意病人的状况

护士一定要随时注意病人的状况，这样才能真正帮助病人。如果病人在晚上睡了两三个小时后，再也睡不着了，这不是麻醉剂的问题，而是病人的饮食不当，或者温度不适宜。如果病人整夜都无法入睡，一直失眠的话，早晨的时候他就会非常疲惫。这时候，病人也许需要一些镇静剂，使自己冷静下来，或者是其他的药物，剂量要合适。护士应该把病人的情况告诉医生，让他为病人配制合适的药。

39. 护士要把病人的情况如实汇报给医生

我认识两个这样的病人，一个人总是说自己很难受，所以医生每天都会围在他身边；另一个人总是说自己很好，所以医生没有发现他的身体在一天天变差，一个星期后就死亡了。在上面两个例子中，护士没有履行自己的责任，自己应该做的事情没有做。护士要仔细观察病人的状况，然后如实地汇报给医生，指出第一个病人的欺骗行为，并给予他一定的照顾，发现第二个病人的真实情况，及时给他治疗，拯救他的生命。

我还要告诉大家，那些身体功能比较虚弱或者紊乱的病人，他们的身体器官不一定有毛病。如果医生一天给病人检查一次，还是在同一个时间，医生有可能做出错误的判断，导致病人发生意外。中午的时候，病人的状况会比较好，因为光照比较充足，空气也比较新鲜，或者因为病人喝了一杯热茶，吃了一些牛肉茶点，或者洗了一个热水澡，换了一件干净的衣服，和早上的样子有着明显的区别，心跳恢复了正常，眼睛比较有神，脸上也有了光泽。这时，护士应该做些什么呢？千万不要大叫："先生，你的状况好多了，你昨天晚上还担心自己会死亡呢。"即使这是真的，你也不要对医生这样说。如果医生非常熟悉病人的状况，你应该说明事实，而不是妄下结论。医生不需要你的意见，他想要知道的只是事实。在所有的病例中，这一点都是非常重要的，尤其是不断产生变化的病例。护士要仔细观察病人的情况，随时把发现的事实告诉医生。谨记，事实胜于一切。

护士要随时注意病人脉搏的变化，一般的情况是这样的：早晨三四点的时候，病人的脉搏比较快，一分钟可能会跳一百三十多下，就像是敲鼓一样。这时候，病人很难入睡；中午的时候，病人的脉搏比较慢，一分钟大约跳八十下，虽然比较微弱，但此时病人的状况相对于早晨要好一些；晚上的时候，如果病人一整天都处于激动的状态，这时候的脉搏会非常微弱，甚至难以感觉到。不过，如果病人这一天的状况很好，脉搏会稳定有力，和中午的时候差不多。这就是病人脉搏在一天的变化情况，当然，不同的人会有一定的差异。从脉搏中可以判断病人有没有发炎，但不能判断出伤寒症高烧。总之，脉搏的变化是非常重要的。

即使病人的状态看起来很稳定，但突然的恶化还是会使人丧命。虽然变化是突然发生，但一定存在一些迹象，只是很少有人发现而已。除了观察细致的护士，谁也发现不了这些迹象。另外，仔细观察的护士可以预料到病情的未来走向。

我也见到过这样的事情，一些出色的护士非常沮丧，她们无法让医生相信病人的情况很危险，而且非常气恼，因为医生给病人检查的时候，病人会假装很好或者很严重。护士们的沮丧也是她们自己造成的，因为她们没有把事实摆在医生面前，让医生相信她们的说法是对的，或者医生的经验不足，没有能力从事实中推断出正确的结论。一个好的医生要重视护士汇报给他的情况，因为护士是时时刻刻陪在病人身边的人，她们最了解病人的状况。

40. 人快死的时候，脸色不一定是灰白色

很少有人注意一个人快要死亡的时候，他的脸色会出现什么变化，他们认为这是不重要的，也没有什么需要了解的知识。现在，我要告诉大家一些例子。如果这个人的情绪非常激动，而且非常紧张，他的脸上是灰白色的；如果这个

人的性格比较乐观,他的脸色是紫色的;如果这个人的脾气非常糟糕,他的脸色是黄色的……性格不同的人,脸上会出现不同的颜色。不过,很多人认为人们在面对恐惧、疾病的时候,脸色是灰白色的。只有仔细观察,才会避免出现这种错误。灰白的脸色只会出现在小说中,现实中的情况是多种多样的。

41. 业余人士乱开药方的危险性

有一些女性,因为曾经服用过医生开给她们的"蓝色的药片",就把这种药当成了轻泻剂,每周服用一两次,有时也会得到自己想要的结果。我见过这种情况,有的病人用轻泻剂来代替医生的药方,还抱怨说轻泻剂的效果不如以前好了。

如果女人一定要服用轻泻剂的话,最好在医生的指导下服用。很多女人不仅自己吃轻泻剂,也让自己的朋友吃,这样的做法真是太危险了。

有一个妇女写信给伦敦的医生,说自己周围有一个病情很严重的病人,询问医生治疗的药方。当她拿到药方之后,不仅把药方给了自己的朋友,还给了比较贫困的邻居。其实,你自己都不知道这些药怎么用,服用完后会有什么效果,那么,你就不应该把这个药方送给别人,还不如告诉他们一些你知道的事情,例如,把房屋前的粪便清理掉,打开窗户通风换气,时常打扫房间,清理衣物,等等。一个没有经验的人开出的药方或者给出的药,其产生的结果是无法预计的。

顺势疗法的原则非常简单,而且不良反应很小,给经常使用轻泻剂的女性提供了帮助。因此,如果女性们非要给别人开药的话,最好给他们一些顺势疗法的药物,因为这些药害处很小。

女人们常常会犯这样的错误,她们认为每个人每天都要清理肠道,所以要使用轻泻剂。但是,有经验的人绝对不会这样想。

这些本来是医生的事情,我不想说太多。不过,我要提醒一下女性朋友,没有医生的同意,不要让自己的孩子服用轻泻剂。

如果你慎重选择食物,完全可以保证肠道的健康。每个女人都应该学习关于饮食的知识,保护好自己的肠道。食用的肉食和蔬菜少的时候会引起便秘,面包房的面包不如自制的面包对肠道好,黑面包可以治疗一些肠道问题。

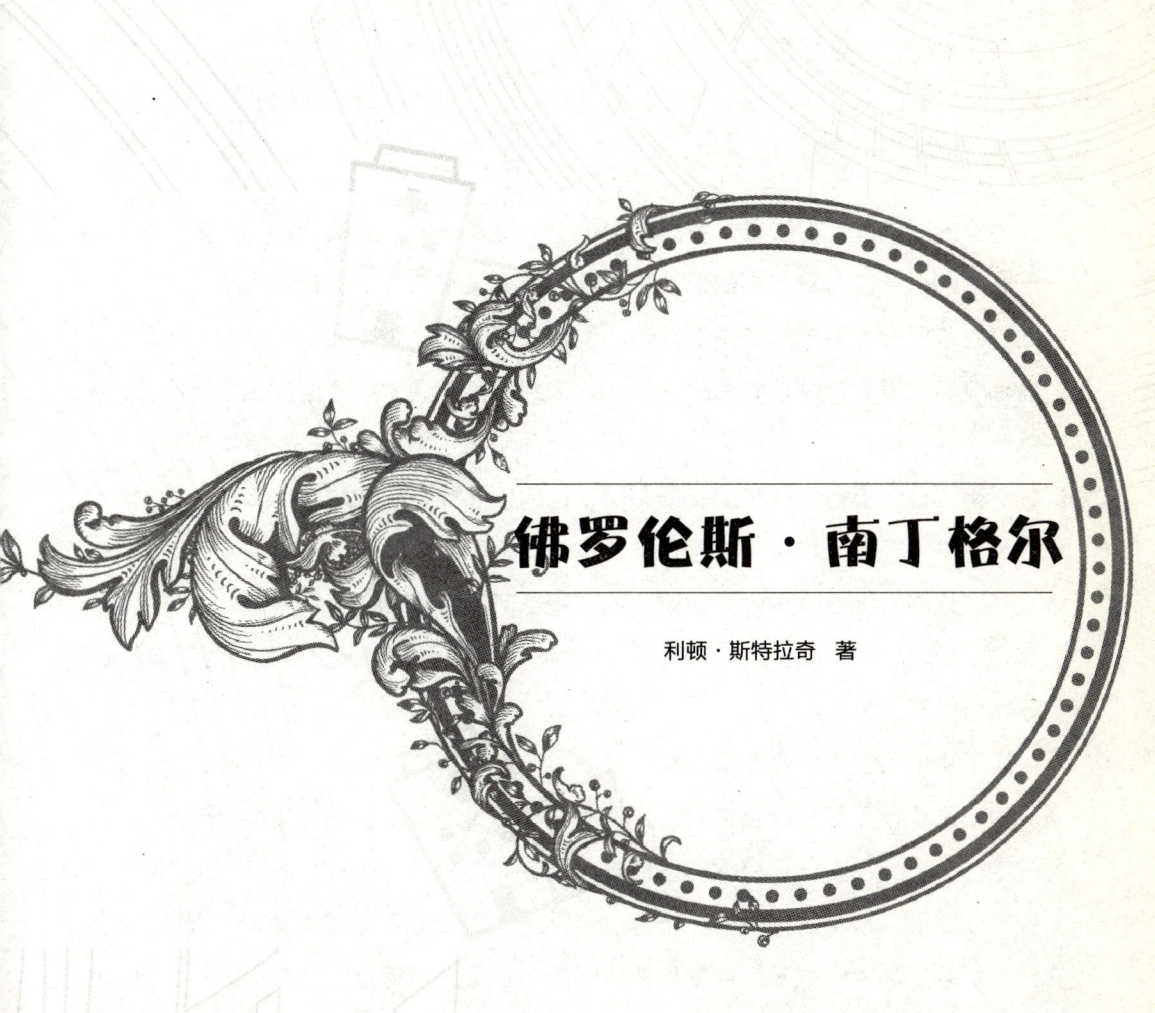

佛罗伦斯·南丁格尔

利顿·斯特拉奇 著

第一章

佛罗伦斯·南丁格尔是一名杰出的护士，更是一位伟大的女性。她是一个乐于奉献的女子，有着细腻的感情、高尚的情操，她放弃了轻松的生活，用自己的一生来照顾生活在痛苦中的人们。我们非常熟悉这个画面：一个女子提着一盏油灯，在斯库台湖边的医院中穿梭，来到一名士兵的病床边，这名士兵正在生死边缘上徘徊，女子的善良和仁慈给士兵带来了勇气。但是，事实不是这样的。南丁格尔小姐和画中的女子不同，她的仁慈不是凭空想象出来的，她的风格和画中女子的风格很不一样，甚至是截然相反。她的工作时时刻刻处在紧张之中，这种紧张是平常人无法想象的；她也时刻被监督着，不管是什么样的监督，在我们眼中都是非常有趣的。因此，南丁格尔遇到的事情比传闻精彩得多，但不如传闻符合想象。

南丁格尔出生于一个非常富有的家庭，而且和其他的富贵人家有着姻亲关系。他们家在德贝郡和新佛雷司特各有一栋非常大的公寓。在伦敦的上流人士的住宅区，他们也有房子以便在度假时居住，而且房子位于精华地段。他们经常在欧洲旅行，意大利的歌剧院和巴黎上流人士的社交场所常常有他们的身影。在这样优越的环境中成长，佛罗伦斯能够走上护士这条道路，把自己的精力投入到自己的事业中，也许是她感谢上帝对自己的眷顾，遵从上帝的旨意去从事神圣的职业。其实，她可以选择另一种生活，时常参加上流人士举办的舞会或者宴会，然后嫁给一个绅士，过着幸福美满的生活。她的姐妹们，还有周围的姑娘，她们都会去过这样的生活。生活在这样的圈子中，难以想象佛罗伦斯还能想到别的事情，但她确实想到了，而且按照自己的想法去做了。她选择了与众不同的生活方式，把自己的生命奉献给有需要的人们，直到上帝召唤她离开。她渴望为人们尽责，绝不落后于人，但她做了什么得到了上帝的召唤呢？这是一个值得思考的问题。上帝常常发出召唤，但平常人难以明白。为什么上帝会对夏罗蒂·科尔德赞赏有加呢？如果上帝没有召唤佛罗伦斯，她怎么会听到神秘的声音呢？为什么她会觉得从小就有一股神秘的力量在推着自己前进？她虽然不明白这是什么力量，但她知道这股力量会带领着她走向一条与众不同的道路。小时候，她在托儿所里玩耍时，姐姐撕碎她的玩具时感到快乐，她则在缝补玩具时感到害怕，这是为什么呢？她被神秘力量推着去照顾小屋中的穷人，看护生病的人，还在受伤的小狗的腿上绑上夹板，细心地照顾它，这又是为什么呢？为什么她的脑子里常常出现一些影像，觉得自己家的别墅变成了医院，自己是医院中的护士长，在各个病床间穿梭？为什么她在想到天堂的时候，觉得那里也有许多病人等着自己去照顾呢？她时刻都在幻想着，也为这些想法疑惑不安。打开日记本，她把这些想象写在日记中。然后，铃声响起，吃饭的时间到了，她收起自己的日记，暂时和自己的想象告别。

时间一年年地流逝，佛罗伦斯心中的不安越来越严重。她自己并不快乐，慢慢地她也感觉到了。南丁格尔太太察觉了女儿的不对劲，她不知道小佛罗伦斯到底怎么了？于是，南丁格尔先生提议去看医生。不过，佛罗伦斯对这个建议不感兴趣。就佛罗伦斯的家世和修养而言，她绝对可以找到一个优秀的伴侣，过着幸福美满的生活。但是，她不想这样做，她把全部的精力用来思考如何满足自己奇怪的愿望，需要做些什么。在家里，她的愿望无法实现，因为她只能照顾瓷器，还有晚饭后为父亲读书。南丁格尔太太无法理解女儿的想法，但有一天她的困惑变成了惊慌。那一天，佛罗伦斯告诉自己的家人，她想去索尔兹伯里医院担任几个月的护士。她的想法来源于自己居住的村庄里的一个组织，这个组织类似于清教姐妹联谊会，不用宣誓，凡是修养良好、感情丰富的妇女都可以参加。她的提议遭到全家人的反对，他们都认为她疯了。而且，南丁格尔太太吓得中风了，连刺绣都无法做。但是，佛罗伦斯已经25岁了，她觉得自己的梦想被打破了，心里非常难过。

　　的确，她未来的道路崎岖坎坷，面临着非常多的困难。在佛罗伦斯生活的年代，一个女性想要按照自己的方式在这个世界上独立生活，完全依靠自己，这是很难想象的，而且在当时，护士是一种低贱的职业，没有人愿意从事这种职业。一说到护士，人们的脑海中就会出现这样的人：行为粗俗的老妇人，还有就是没有知识的文盲，浑身脏兮兮的，穿着破破烂烂的衣服，喝着便宜的白兰地，或者有其他的坏毛病。医院中的护士更是名声不佳，她们总是做一些苟且之事。她们总是迷迷糊糊的，没有一刻是清醒的，即使最简单的医护工作也做不好。后来，这种情况改变了，产生这种变化要归功于南丁格尔小姐。回过头来说，当佛罗伦斯的父母听说自己的女儿想从事护士这个职业，当然吓倒了。后来，佛罗伦斯自己回忆说："我父母的反应好像我要去做佣人一样。"虽然这个想法很荒谬，无法得到家人的赞同，但它在佛罗伦斯的心中牢牢扎了根，而且一天比一天坚固。她的难过慢慢变成了抑郁，她觉得周围的一切都是可憎的，自己活该活在痛苦中，因为自己比周围的人更可憎。站在上帝的审判台上，她觉得自己是有罪的，自己让上帝蒙羞了，她坚信这一点。因此，她祈求让自己远离伪善，但根本没有作用，她不让自己露出笑脸或者感到快乐，因为她不想让上帝听到自己的笑声，否则上帝会认为她没有忏悔。

　　一个懦弱的人在承受了这些痛苦之后，一定会垮掉，或者放弃自己的愿望。不过，这位坚强的女子始终坚持着自己的理想，为了这个理想努力奋斗，直到获得胜利。佛罗伦斯想去索尔兹伯里医院当护士的想法破产之后，她并没有放弃，在接下来的八年里仍然在争取着，积极地做准备。在这段时间，尽管她生活在上流社会的浮华之中，尽管她的内心充满了遗憾和痛苦，但她仍然想办法学习知识、掌握经验，这些知识和经验为她以后的行动奠定了基础。她查阅了大量的医护报告，阅读医药权威人士的著作，了解各个医院的建设历史。在伦敦度假期间，只要有时间她就去学校和手工作坊。当她和家人一起去国外旅行时，她充分利用自己的闲暇时间，四处走访，熟悉了欧洲的各大医院，去过每个城市的贫民区。她在罗马的女修道学校学习了几天。当她的母亲和姐妹们去卡尔斯堡休息时,她自己跑到凯瑟尔斯维斯的医护机构中,在那里度过了三个月。在她的一生中,这是一件非常有意义的事情。她在凯瑟尔斯维斯学到的护理经验,为她日后的工作做了准备,帮助她实现了自己的理想。

但是,她马上就要面临另一个考验。她知道这个世界充满了诱惑,而且鄙视这些诱惑,也尽力抵抗着它们,但有时候还是会被诱惑驱使着去做一些事情,例如,耗费时间去研究艺术和文学。最后的考验是她面对自己心中理想的男士时,内心的变化过程。以前,爱人在她心中的定义就是负担,而且不值一提。不过,现在不同了,她内心的感受发生了变化。一种新的感觉充满在她的心中,这是她从来没有想过的感觉,人类与生俱来的最强大、最根深蒂固的感情。但是,当他出现时,这种天性要被维多利亚时代的婚姻所束缚,这是无法避免的事情。因此,这不是她想要的生活。她说:"我要满足自己的智慧,他可以做到;我要满足自己的热情,他也可以做到;我要满足自己的道德感、积极的天性,这一点他做不到。我想要在所有的事情上都得到满足……"

不过,她的内心有自己的想法。"想要用现在的生活模式困住我,还要一步步走下去,消耗我的力量,让我无法按照自己的想法去生活,这就是在荼毒我的生命。"于是,她做出了选择,拒绝了感官上的快乐,再次投入到等待的痛苦中去。

她在日记中写道:"我现在的想法和感情,在我六岁的时候就开始了,我有着清晰的记忆。在我心目中,最重要的事情是利用我的能力去实现自己的事业,一种我向往的事业,总是为之奋斗的事业。我清楚地记得,我最初的想法是从事护理工作,最终的想法也是一样。如果不能从事这项工作,我觉得自己受到的教育就是没有意义的。我也尝试过去做其他的事情,例如,到国外度假,和朋友郊游,等等。但是,什么最适合我呢?"

一个令自己满意的男士?那已经是过眼云烟,没有意义了。对于佛罗伦斯来说,什么才是最好的呢?她在日记中说:"当我30岁的时候,我唯一渴望的就是死亡。"

三年后，佛罗伦斯的家人明白了，她有足够的能力去走自己的路。于是，佛罗伦斯获得了独立，这仅仅是一个开始。她的母亲还是没有释怀，她觉得自己的女人最终会回到家里来。有时候，南丁格尔太太会在亲朋好友面前哭诉说："我们是鸭子，却孵出了一只野天鹅。"但是，南丁格尔太太说错了，他们孵出的不是天鹅，而是雄鹰！

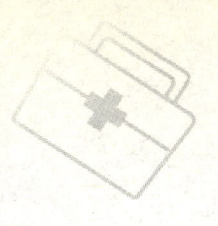

第二章

　　南丁格尔小姐在哈利街的护理机构工作了一年。这时，克里米亚爆发了战争，而斯库台湖的战地医院的条件非常糟糕。虽然人们不理解普罗维登斯的计划，甚至不赞同，但这时所有的人都团结起来了。在之前的许多年里，南丁格尔做了充足的准备，也积累了一些经验，她是自由的，而且也很年轻（只有34岁），她希望到需要自己的地方去，也习惯接受命令。这时候，国家需要她这样的人，她也有能力完成国家的托付。如果战争是在前几年爆发，她的经验不足，能力不够，肯定不能担当这样的重任；如果晚几年爆发，她会被日常的工作限制，没有机会去战地医院工作，而且年龄也是一个问题。时机是一个重要的条件，还因为西德尼·赫尔伯特在战争办公室工作，也是内阁的成员，他和南丁格尔小姐是好朋友，知道南丁格尔有着丰富的护理经验，还有着出色的能力。在这样的前提下，她不停地和西德尼通信，希望去战地医院服务，他也同意了。因此，事情进行得非常顺利。之前，南丁格尔太太一直告诉女儿战场很危险，希望她不要去。等到命令下来之后，南丁格尔太太不得不同意女儿去战场。她的两个朋友提出一起去，希望能够照顾她。接着，南丁格尔带领着38名护士，在大家的欢送中，离开自己的国家，奔赴前线。

　　南丁格尔在离开的时候，收到无数封来信，有一封是曼宁博士写的。那时，曼宁博士在贝斯瓦特担任天主教的牧师，对于他的身份而言，这是一个卑贱的工作。他在信中写道："希望上帝保佑你，我将衷心地为你祈祷因为你对神的谦恭、崇敬，将会使你获得上帝的力量，保佑你一切顺利。"

不管曼宁博士的祈祷能不能得到上帝的回应，但南丁格尔的确需要上帝的保佑。斯库台湖战场的环境非常糟糕，《时代周刊》的记者发回来的报告和私人收到的信件，都使英国民众了解战争的局势多么坏，而实际情况比这些描述要糟糕得多。而且，战地医院的医疗用品和设备已经完全毁坏了，造成这种结果的原因是多种多样的。在长期的和平时光里，英国在储备医疗用品方面粗心大意，再加上各个官僚机构的无能、低效率，官僚系统下是腐败的官员，甚至内阁议员也是如此，在紧要的关头时常犯错误。这时的困难充分显示了他们的错误，而且是难以弥补的。相反，它不是特定的事件造成的，也不是一个人造成的，所以不知道谁应该承担这个责任。战争中的医疗设备都是不合格的，而且是过时的。霍斯公园路矗立的老公爵塑像，对这一代人来说代表着铁腕政策。但是，实际情况却不同，权力机构中存在权力分配上的不合理，各个机构总是把责任推来推去。在长期混乱的环境中，没有人想过要为军队准备足够好的医疗服务。在战争爆发之前，一些来自威斯敏斯特的官员的说法证明了这种情况：所有的人都能够想到，如果有人向政府提议组建随军护卫团，他的想法一定会被嘲笑，而且不可能被采纳。战争爆发后，那些执掌战事的英国军官有许多事情要考虑，没有时间来思考组建医疗队伍这种小事。的确，开始的时候，我们在战场上的表现还是相当不错的。因此，忽略了医疗这个问题，应该做的准备工作没有做。霍尔博士是军队中最重要的医护军官，是临时从印度调配过来的，时间非常匆促，导致他没有时间回英国，直接奔赴战场任职。阿尔玛战役的前几个月，在斯库台湖已经有上千名的士兵受伤，极其缺乏用于继续治疗的医药和医疗设备。在这里，人性的缺点、陋习都表现出来了。也许，他们的数量还不是太多，没有影响到整个战局，所以不是很重要，英国政府也没有采取措施防止灾难的蔓延。

南丁格尔小姐来到斯库台湖，这里是康斯坦丁堡的郊区，位于博斯普鲁斯海峡的亚洲一侧。1854年11月4日，她到达了这里。这时，巴拉克拉瓦战役持续了10天，第二天爆发了因克尔曼战役。阿尔玛战役摧毁了战地医院的医疗设备，现在的这两场战役使形势更严峻了。战场上不时有受伤人员被送下来，克里米亚半岛的小医院只能为他们做简单的处理，然后以200人为一组被转移出去，越过黑海海峡，送到斯库台湖稍大一些的医院中。开始时，遣送工作四五天进行一次，后来，时间延长了，也没有规律了，有时是十几天，有时是三个星期。船上的运输被称为"中间转运"，这个名字真是名副其实。在这里，伤患、病患、垂死挣扎的人都挤在甲板上或者甲板中间，有的人刚刚做完截肢手术，有的人正在发冷或者发热，还有的人是霍乱晚期。没有床让他们躺下，甚至连毛毯也没有，常常是衣不蔽体。船上有一两个外科医生在照顾这些病人，但药品严重不足，只有少数重伤病患可以使用。除了配给的食物，没有任何吃的。即使是水，也要放到伤患们够不到的地方，因为太缺乏了。几个月来，每一千个人里面会有七八十个人死在船上，尸体被扔到大海中。不过，谁能说死亡的人是不幸的人？斯库台湖码头的样式非常好看，但非常不实用，要费很大的力气才能使船靠岸。当天气比较恶劣的时候，船几乎无法靠岸。等到船靠岸之后，把船上的伤患搬到陆地上，然后在坎坷不平的山地上行走半公里，才能够到达最近的医院。这时候，最缺乏的是担架，医院的担架非常少，却要运送很多的病人。只有很少的人是躺在担架上被送到医院去的，其余的人是由在医院中养伤的士兵抬着或者拖着，翻山越岭来到医院。这些抬人的士兵的身体本来就很虚弱，工作起来非常吃力，摇摇晃晃的。最后，这些伤员被送到医院中，不管是死的还是活的，都结束了奔波。来到医院后，他们看到了什么呢？

在长长的过道中和木板搭成的临时房屋中，充斥着短缺、忽视、迷茫、痛苦，它们交织在一起，在污浊的空气中飘荡。这里没有充足的准备，也没有长远的考虑，只是为这些伤患提供一个避难所。医院本身存在着许多不足：下水道里面充满了肮脏的物质，蒸发出来的有毒气体飘荡在空气中；地板上的木头已经腐朽了，踩在上面都要小心翼翼的，以免垮了；墙上黑乎乎的，每一个角落里都堆满了尘土。虽然医院很大，但使用的时候总是觉得小。病房排列起来有六七公里那么长，但都挤在一起，中间有一个狭窄的小道，仅仅能让一个人通过。在这种情况下，即使有最好的通风系统，也无法改变恶劣的环境，更糟糕的是，这里的通风系统一点也不好。

要消除不利条件，要想办法克服这些困难。有些人因为不停地工作，身体累垮了；有些人的年龄太大或者经验不足，也病倒了。这些人已经证明自己不能胜任这样的工作。不少主治医生失败了，那些负责解决医院物资的官员由于官场上的繁文缛节，不能及时给医院提供物资。虽然有一些年轻的医生留在医院中战斗，但面临一盘散沙的情况，他们能够做什么呢？他们只能让正在康复的士兵去照顾严重的伤患，这些人的数量本来就不多，而且也是不幸的人，但他们积极地去照顾自己的战友。医院中的病人面临着感染的危险，更严重的是，很多病人挤在一起，而且人数在不断增加。他们就像是溺水的人，为了能够生存努力挣扎，想要呼吸新鲜的空气。

在这种情况下，即使是对人类的痛苦很习惯的人，例如外科大夫，他们具有关于疼痛的各种知识；士兵，他们熟悉战场上的杀戮；传教士，他们脑中有许多关于饥饿、灾难等东西，也觉得医院中的状况是他们难以想象的。在斯库台湖的巴拉克医院中，在某个时候的某些地方，即使是最大胆的人也会因恐惧而颤抖，不想看到这样悲惨的画面。

南丁格尔小姐来到这里，在这样的地狱中，她没有灰心，更没有放弃希望。首先，她带去的医护人员起到了重要作用。在她离开伦敦之前，曾经和安德鲁·史密斯博士进行过一次谈话，他在军队医疗董事会担任董事长。她询问去斯库台湖应该带什么东西，不应该带什么东西。安德鲁·史密斯博士回答说："不用带任何东西。"西德尼·赫尔伯特也这样认为，觉得她考虑得太多了，也许医疗物质会迟些时候送到前线，但这些东西送到前线之后，所有的问题就都解决了。不过，南丁格尔坚信自己的直觉是正确的，她带去许多用品，这些东西在斯库台湖发挥了重要作用。另外，她还在身上带了很多钱。在她工作的这段时间，一共收到了七千英镑的捐款。而且，她还在其他方面提供了许多帮助。与此同时，《时代周刊》的麦克唐纳先生也来到斯库台湖，他的任务是监督新闻机构为伤患筹集的资金的运用情况。麦克唐纳先生觉得，最好让南丁格尔小姐来调配这些资金。

一位战地记者写道:"当因克尔曼的伤员运到这里来之后的20天,如果不是南丁格尔小姐在这里,再加上麦克唐纳先生让她全权处置资金,我真的不敢想象会出现什么样的灾难性局面。"

不过,官方有着自己的看法。我们的公众服务绝对不会这样想:有了外国慈善机构的帮助,离开这些不符合规定的个人善行,公众服务不能很好地完成任务。因此,当麦克唐纳先生询问驻康斯坦丁堡大使斯特拉特福德怎样使用《新闻周刊》筹集的资金时,斯特拉特福德的回答是:如果将这些钱用在佩拉建立一座英国清教教堂,那将是最好的做法。

接下来,麦克唐纳先生不想在斯特拉特福德身上浪费时间,而是加入南丁格尔小姐的阵营中。不过,我们可以想象到,对于军官和军医来说,一群女性医护工作者进入自己的领域,那就是在侵犯他们的权威,肯定会引起他们的猜忌和不满。在他们心中,女人在战场上是无用的,什么也做不了。有些上校把她们称为"小鸟",霍尔博士是一个粗俗的人,整天都在担心能不能晋升。当霍尔博士听说南丁格尔小姐获得了资金的处置权时,惊得目瞪口呆,觉得这件事情像是天大的笑话。

虽然南丁格尔的任命是官方下达的,但实际情况绝非这么简单。在医院中,她的责任是按照医生的要求照顾病人,组织护士们做护理工作,但是,没有医生的指示,她们什么都不能做。开始时,一些外科大夫根本就不理睬她,虽然有些人欢迎她来到这里,但大部分对她满怀敌意。慢慢地,她有了自己的立足之地。她拥有一颗仁慈的心,而且有着高超的能力。她那完美的工作能力给深受痛苦折磨的伤患带去了希望,她那坚韧的性格和崇高的精神鼓励着意志不坚、痛苦绝望的人们,包括她的上司。她就像是屹立在风浪中的石柱,在她的身边会感到安全和生命的力量。因此,她给斯库台湖带来了曙光,人们坚信漫漫长夜马上就会过去,混乱的局面也会结束。巴拉克医院的小屋里不时向外传递各种决策,例如,紧急命令、常识知识、深谋远虑的决定。南丁格尔在处理着自己的事务,进展虽然很缓慢,但正在平稳前进。医院中慌乱无序、匆忙上阵的情况改变了,重要的事情都处理过了,并且都在有计划地进行。而且,还为病人们准备了毛巾、肥皂、牙膏等洗漱用品，刀叉、盘子等饮食用品。也许霍尔博士听到这些消息会不以为然，愤怒地质问：士兵有必要使用牙膏吗？但是，南丁格尔小姐依然在做着自己的工作。实际上，南丁格尔负责解决医院的物资问题，无论发生什么事情，她都能清楚地知道，她明白自己首先要解决的是医院缺乏的物资。只有她明白，如何合理地分配物资。最重要的是，她有足够的技巧，避开官场上的繁文缛节带来的各种麻烦。官僚作风是她需要克服的最大困难，有时候会让她感觉到束缚和压抑。有一次，她让内务部运来了27000件衬衫，这些衬衫在港口搬上岸，开箱后就可以使用了。这时，官方的承运商跳出来说："没有得到董事会的批准，任何人不得开箱。"南丁格尔请求承包商退一步，但没有用。无数的伤患躺在医院里，由于缺少衣服冻得浑身发抖。三个星期后，董事会才下令开箱。不久后，又发生了这样的事情。南丁格尔深深地体会到，没有权力简直寸步难行，必须树立自己的权威。后来，她下令强行打开政府运送来的物资，承包商站在旁边非常愤怒，但是毫无办法。

南丁格尔还发现，土耳其海关侵吞了英国大量的物资，他们就像是拦路抢劫的强盗。另外，通过水路运到巴拉克拉瓦的军用物资藏在船舱下面，这些船悄悄地经过斯库台湖，经常在黑海上来回好几次，这些物资才会被送到目的地，不仅浪费了时间，还造成物资的短缺。显然，海上运输系统很不完善。因此，南丁格尔向国内的掌权人士提议，希望在斯库台湖成立一个政府物资管理机构，负责管理从国内运送过来的军需用品。几个月后，成立了这样的部门。

同时，她还对厨房和洗衣房进行了改革。改革之前，厨房里做的肉很不好，供应食物的时间也不确定，而这些食物是病人唯一可以吃到的东西。改革后，饭菜精致可口，食物供应的时间也很准时，不仅有主食，还有其他的食物，例如汤和酒、果酱（霍尔博士称之为"奢侈的享受"），提供给需要的人们。不过，有一件事情一时难以改变。烹饪的时候，不会把肉里面的骨头剔出来，做出来的食物分成许多份，每一份的重量是相等的，人们都会去抢肉多的，没有人喜欢肉少的。虽然这个烹饪原则不好，却是难以改变的规定。有人对南丁格尔说："如果要把肉里面的骨头全部剔出来，就需要改变供应食物的方法。"南丁格尔还改变了洗衣的方法。她刚来的时候，这里的习惯是一次洗七件衬衫，而且用冷水洗被褥。她在医院附近找了一栋房子，在房屋中装上炉子，雇佣一些士兵的妻子来担任洗衣工。这些费用使用的是她自己的钱和《时代周刊》的资金。此后，病患终于能够穿上舒服的衬衣，盖上柔软的被褥。

然后，南丁格尔的注意力转移到士兵的衣着上。在战争中，很多人丢失了装备及其他东西。他们的背包不见了，除了身上的衣服，什么都没有了。不久后，他们身上的衣服也变得破破烂烂。根据规定，士兵在住院的时候，他们应该得到足够的衣物，但承运商宣称自己的责任不包括为士兵解决衣物上的匮乏。显然，这成了南丁格尔的责任。她想方设法弄到了大量的衬衫、靴子、袜子，还让人做了许多长裤和睡衣。她对西德尼·赫尔伯特说："现在，整个英国军队的衣物都是我负责的。"

这时，克里米亚半岛传来消息说，有一批新的病患将会送到医院来。现在，已经没有闲置的病床了，要如何安排这些人呢？情况非常严峻，每个人的压力都很大，就连那些掌权人也是一样。在巴拉克医院中，还有一些破旧的屋子，不适合住人，但南丁格尔相信，把这些屋子整修一下，可以放置好几百张病床。只有一名大夫同意她的提议，其他的官员都是犹豫不决，不知道怎么办才好。他们认为，修缮房屋需要一大笔钱，因为要把整个屋子翻修一遍，这笔费用谁来承担呢？最好的办法是把这里的情况向伦敦的军需物资负责部门报告，但这里的负责人却把情况推给了皇家骑兵卫队，皇家骑兵卫队推给了军火部门，军火部门又推给了财政部，说是只要财政部同意就可以展开工作。就这样，好几个月过去了，还是没有结论，而这几个月又非常重要。不过，南丁格尔下定决心要这样做，她说服了斯特拉佛德（她自己认为说服了），同意支付这笔费用。这样，125名妇女投入工作，开始修缮房屋。后来，斯特拉佛德撒手不管了，妇女们没有工资可以拿，开始罢工。不过，南丁格尔凭借自己的影响力，又组织了200名妇女继续工作，用自己的钱给她们发工资。房屋刚刚修好，马上就投入使用，里面住了五百多名病患。南丁格尔还给新的病房准备了各种设备，例如刀叉、勺子、毛巾、香皂、罐头，等等。

实际上，南丁格尔做的这些事是政府的负责人应该做的，她承担了他们的责任。为什么会这样呢？难道这是护士应该做的吗？她的责任不是只要照顾好病人就行了吗？难道她不仅仅是一位白衣天使，和我们印象中"提着油灯的温柔女子"不同？其实，没有什么好惊讶的。她自己也说过，护理工作的全部职责和那些她不得不做的事情相比较，她不知道哪一个更重要。不过，有一点非常清楚，在斯库台湖医院的混乱局面中，严峻形势给人们带来了巨大的压力，导致护理工作的性质发生了变化，不再是做好自己职责范围内的事情就可以了。在这种情况下，护理工作的范围扩大了，包括了对一个文明人的所有要求：清楚想要实现的目标，做好基本的清洁工作，能够领悟基本的命令和权威。一个跟着南丁格尔来到康斯坦丁堡的护士说："南丁格尔小姐，希望我们上岸后就能去照顾那些可怜的病患，千万不要被什么事情耽误了。"南丁格尔回答说："但是，我们最需要做的工作在洗衣盆中。"是的，她把许多时间都用在浆洗上面。

也许，我们已经说了很多了。大家都知道，她是如何照顾病人的：她在各个病床边穿梭，带着坚定的信念，带着高度的警觉性，工作的辛苦可想而知。她的全部心思都放在病人身上，把自己的生命献给护理事业，投入全部的精力在工作上，始终坚持不懈。在病房中，当病人的情况恶化，或者需要帮助的时候，南丁格尔就会出现。在进行高难度的手术时，她的镇定可以带给病人勇气和希望。她的慈悲之心可以减轻病人的痛苦，让那些在生死边缘挣扎的人们想起曾经的美好时光。她用自己不懈地努力拯救了许多人，而且大部分是被外科医生宣判死亡的人。她带给病人巨大的影响，人们越来越崇拜她：当她经过病人的身边时，他们会用虔诚的心亲吻她留在地上的影子。不仅如此，另一名士兵说："当她没有来的时候，病房里的人们都在讨论她；等她来到病房之后，这里像教堂一样庄严肃穆。"士兵们身上的争强好胜，在这里也收敛起来了。南丁格尔也说，这里的人们从来不会说粗鲁的话，对女士们非常有礼貌，他们克服了人性中恶劣的一面。

南丁格尔是勇敢的女子，许多人不赞同她的做法。不过，她的确是一个传奇人物。但是，她的英勇事迹不像小说或者传记中描写的那样，没有令人感兴趣的浪漫事件来表现她那美好的恋情，营造文学氛围。实际情况要严峻得多，也没有那么有趣。当受伤的士兵在痛苦中挣扎时，她会出现在他们的面前，像天使一样带给他们安慰。不过，在军医、勤务兵、她管理的护士、承运商、霍尔博士和斯特拉佛德这些人眼中，她的形象截然不同。南丁格尔不是用面对病人的温柔面孔，用柔弱的女性形象来为军队提供衣物的，她能够在官僚世界那种密集、混乱的权力网中建立自己的权威，争取到处理事情的权力，靠的是坚硬的态度，毫不妥协的原则，对事情认真负责，努力争取，从不放弃的决心。在她冷静的外表下是一颗火热的心。当她穿着平常的衣服巡视病房时，她看起来是那么安静、那么内敛，任何一个人看见这时候的她，都会认为她是一个温顺的女子。但是，仔细观察就会发现，她宽阔的前额体现了她的深思熟虑，狭小鼻子上的线条是力量的表现，嘴唇上的线条说明她雷厉风行的性格，不仅容易发怒，还喜欢嘲弄，要求非常严格。这样的脸上也会出现诙谐的表情，观察者会猜想出现这种表情的原因是不是愉快。当听到她给自己的病人讲笑话时，观察者会好奇，这样的女子在独处时会用什么样的方式来宣泄心中的讽刺之情呢？她的声音比她的外表更吸引人，非常清晰，根本不需要特别强调。她周围的人都说："她讲话的时候从来不会提高音量。"当她说话的时候，好像并不是要求别人照着去做。有一次，她下达完指令，一名医生反抗说不会那样去做。南丁格尔说："但是，你必须那样去做。"任何人听到这句话，都会觉得有着不可抗拒的力量，虽然她说话的时候很平静，没有提高嗓音。

　　深夜，当黑暗笼罩了几公里长的病床时，南丁格尔正在自己的小屋里工作，处理各种信件。这是一项繁重的工作。不仅有写给士兵的信件，还有官方的公文，以及她的私人信件。而且，她还要向西德尼·赫尔伯特报告情况，这不属于官方信件。她写的信都是关于各种职责的，现在总算可以描述一下内心的感受，好像找到宣泄的出口。这时，她不用考虑各种情况，只是把心中的想法说出来，把心中的恐惧和黑暗写出来。她不但要说出人们不想承认的真相，还把真相上面的面纱揭去。她写出自己心中的建议，还有组织工作上的不足之处。她对每一件事情权衡利弊，认真考察重要的事情。有时候，她会不由自主地说一些个人的事情，批评不称职的医生，嘲笑自以为是的护士。她毫不留情地批判官员的作风，言简意赅，杀伤力很强。她给人起的绰号也带有讽刺意味。她对这些人没有一丝好感：不仅有斯特拉特佛德、拉格伦、斯特拉特佛德小姐、安德鲁·史密斯博士，还有霍尔博士、物资委员会主席、承运商。她鄙视他们的不负责任，更不喜欢与这些人打交道。她愤恨他们的做法，在信中说："对于他们的行为，我除了愤怒还是愤怒。"虽然斯库台湖的人很多，有多少人是真正关心伤患的？有多少人为了减轻伤患的痛苦在努力奋斗？十个、五个，还是一个？她不知道。

　　有一段时间，她也讨厌西德尼·赫尔伯特这个人。他误解了她的想法，斥责了她的正确建议。在他没有意识到自己的错误，并向她道歉之前，她是不会原谅他的。当误解发展到白热化时，一名贵族青年来到了斯库台湖，他身边带着赫尔伯特部长的推荐信。他从伦敦来到这里，心中的想法非常浪漫，想要向梦想中的白衣天使表达自己的敬意。他说，自己要放弃安逸的生活，帮助心中的女神工作。他愿意成为最忠实的仆人，替她做一切繁重的工作，只要能够得到一个笑容，他就心满意足了。的确，他得到了笑容，却不是自己想要的。开始时，南丁格尔不愿意见他，最后终于答应了。不过，南丁格尔认为他是西德尼·赫尔伯特派来的信差，指出她在争论中的错误。因此，在他们谈话的时候，南丁格尔要求做记录，并且让他在记录上签字。就这样，这名贵族男子坐第二班轮船返回英国了。

　　不过，这场争执完全是一个意外。西德尼·赫尔伯特和那名贵族男子，这两个战争委员会的领导人都支持南丁格尔的想法和做法。其实，在南丁格尔待在斯库台湖的时间中，内政部始终在背后支持她，这是她的靠山，能够确保她在医院中的权威。而且，英国公众的舆论增强了她的使命感，对她的工作能力给予了高度的肯定。英国女王也受到感染，一遍遍重复要支持南丁格尔小姐，要为她着想。她要求查阅南丁格尔所写的关于伤员的记录，并让她作为英国王室和军队的中间人，希望她贡献一份自己的力量。

　　女王在写给战争部的信中说："希望赫尔伯特太太明白，我对南丁格尔小姐和那些姑娘表示敬意，请她们告诉那些可怜又高贵的伤患，我对他们遭受的痛苦感同身受，更佩服他们的英勇行为。我日日夜夜都在挂念着军队的情况，太子殿下也一样。请赫尔伯特太太把这些话转告给南丁格尔小姐和士兵们，我相信他们一定可以理解我的心情。"

牧师大声朗读了这封信，并说："这是一封很有感情的信，把女王的心情表现得淋漓尽致。"

几个月后，因克尔曼失败带来的苦难日子结束了，塞瓦斯托波尔战役的胜利扭转了整个形势，人们开始远离令人焦虑的生活。1855年5月，经过六个月的努力奋斗，斯库台湖医院的条件有了明显改善，南丁格尔露出欣慰的笑容。只要她们把伤员从痛苦中解救出来就很好了，但她们做得比这些多得多。她们改变了医院的条件，结束了床位紧张和混乱的局面，卫生环境变好了，物资供应充足而迅速，一切都井井有条起来。各项工作都有了显著提高，从数字上的变化就可以看出来：开始时的死亡率是42%，后来下降到22%。但是，南丁格尔仍然不满足。主要的问题解决了，生理上需要的物资得到了满足，但精神上的问题还没有解决。她开始建立阅览室和活动室，还创办了学习班，举行讲座。军官们发现，她把士兵当成亲人在对待，处处替他们考虑。军官肯定地对南丁格尔说："你一定会惯坏这些人"。不过，南丁格尔不同意他们的观点。事实证明，她是正确的。下等军官喝酒的现象减少了，而且，他们开始攒钱。这时，南丁格尔成了军队的银行家，每一个月都会收到一大笔钱，然后把这些钱邮寄出去。后来，政府按照南丁格尔的建议，成立了一个机构专门寄送这些钱。不过，潘缪尔爵士不以为然，他说："这不一定是好事，英国的士兵不需要存钱。"但是，接下来的半年中，有七万多英镑从战场回到英国国内。

此外，南丁格尔小姐还要视察克里米亚半岛上医院的情况。这是一件非常辛苦的事情，那里的条件非常恶劣。她需要整天骑马，还要用马车运送物资，穿越崎岖不平的山路。遇到下雪的时候，她只能停下来，一等就是好几个小时。她要穿越危险的峡谷，经过长途跋涉，夜深后才能到达休息的地方，在简陋的小屋中过夜。她的耐力令人佩服，但最后她也倒下了，不仅发高烧，好几次差点失去生命。不过，她没有放弃工作，不能走动时，她就写信，坚持不懈地写，直到完全失去知觉。在她昏迷不醒的时候，还觉得自己在写。一个月后，她的身体恢复了，可以返回英国。但是，她没有回去。她说，只要有士兵在斯库台湖的医院中，她就不能离开。

　　幸福的时刻马上就要来临了。但是，医学方面的权威人士本来就对南丁格尔有意见，这时候，压抑的不满终于爆发了。霍尔博士被授予K.C.B的嘉奖，这几个字母的含义是"克里米亚战场上的真正勇士"。但是，这个崇高的荣誉却落到霍尔博士的头上，而约翰爵士并没有提出异议。这时，南丁格尔和克里米亚医院中的一些护士产生了矛盾。由于宗教的信仰不同，导致形势更加严峻。克里米亚的护士信仰的是罗马天主教，而斯库台湖的护士对这些教条持否定态度，认为这样的信仰不明智。其实，南丁格尔不是宗教信奉者，也不想参与双方的争执，只是她在护士中拥有很高的权威，不管说什么都会引起某些人的不满，使她受到指责。而且，克里米亚人最尊敬的布雷德曼开始质疑南丁格尔的权威。约翰·霍尔爵士认为这是一个难得的机会，他全力支持布雷德曼，使这场争论愈演愈烈。南丁格尔非常愤怒，她认为霍尔博士想趁机把她赶出克里米亚，她觉得自己不能再忍耐下去了。不过，战争办公室认为南丁格尔是不对的。他们只是让西德尼·赫尔伯特把所有的资料上交给内政部，把事实告诉公众，让大家来评判孰是孰非。西德尼·赫尔伯特劝南丁格尔平静下来，等待上面的消息。不久后，命令下来了，确保了她在医院里的最高权威。但是，约翰爵士异常顽固，始终无法接受南丁格尔。一个月后，南丁格尔和她的护士们受邀来克里米亚，约翰爵士觉得这是一个好机会，一定要把南丁格尔排挤出去。他要饿着她，直到她屈服。因此，约翰爵士下令，不给她提供任何食物。以前，他也用同样的方法对付过"入侵者"，只要有人威胁到他的地位，他就会这样做，而且每次都能成功。现在，他觉得用这个方法对付南丁格尔，一定可以达到自己想要的结果。不过，南丁格尔是一个深谋远虑的人，她随身带了一些食物，还想办法找了一些。因此，她在这里待了十天，始终能够让自己和一起来的24名护士有东西吃。后来，军官插手这件事，解救了南丁格尔，宣告约翰爵士的计谋失败。

　　1856年7月，和平声明已经发表了四个月，南丁格尔终于离开了斯库台湖，返回英国。这时，南丁格尔已经是一个名人了，公众们都很喜欢她。女王陛下送给她一枚胸针作为奖励，还写了一封信。

女王在信中说："我对你在战场上的表现表示敬意，这场战争体现了你的高贵品质。我不再重复你的丰功伟绩，只是想说你和士兵一样，为国家贡献自己的力量，用你的能力减轻了士兵的痛苦。我想用自己的方式表达对你的感谢，因此，在写这封信的同时，送上一枚胸针，代表我对你的祝福。这枚胸针不但代表了我的心意，也是你的祖国授予你的最高荣誉。"

女王还说："很高兴认识你，你为我们女性争了光，是大家学习的榜样。"

这枚胸针是康索尔特王子亲手设计的，本来是镶嵌在圣乔治十字架的珐琅上，上面有一颗来自皇室的小钻石。在十字架上，这枚胸针的周围是一句经文，内容是："上帝会保佑善良的人们！"

第三章

当说到南丁格尔的时候，人们就会想到克里米亚战争，她的英勇事迹和这场战争有着紧密的联系，也和这场战争一起流传下来。如果她回到英国后就去世了，她的名声就不会发生变化。那么，她的故事也就到此结束了，我们脑海中的画面就是：在斯库台湖的医院中，她认真地照顾受伤的士兵，士兵们对她充满了感激和敬意。实际上，回到英国之后，南丁格尔没有死，继续活了将近50年。在接下来的岁月中，她的所有能力和生命热情充分展示出来，创造了事业的顶峰。的确，她在这些年中的努力是默默无闻的，远远不如克里米亚战争中那么引人注目。但是，这些工作却是非常重要的，真实的情况和传说总是有着区别。在南丁格尔心中，克里米亚的工作只是一个插曲，根本不是自己事业中的组成部分。它只是一个踏板，帮助自己进入护理这个领域，仅此而已。在很多年里，她都在为了护理工作而奋斗，人们认为的结束却是她的事业的开始。

南丁格尔回到英国后，身体已经很虚弱了。在战地医院的工作太繁重，压力太大，使她的神经系统出了问题，也影响了心脏的功能。她常常昏厥，身上的病痛使她只能俯卧。为了挽救她的健康，医生们建议她休假，完全放松下来。不过，这是她最不想做的事情。她从来不会休假，现在为什么要去呢？而且，她的机会已经出现了，打铁不是应该趁热吗？她不要休假，要去做自己想做的事情，无论发生什么都不能改变她的心意。大夫反对没有用，家人劝阻没有用。她的朋友都说她疯了，希望她能够爱惜自己，不要再折腾虚脱的身体了，但还是没有用。发疯？也许她真的发疯了，疯狂得按着自己的想法前进。当她躺在沙发上休息时，她总是一边喘着粗气，一边饥渴地阅读，或者口述信件，但她总是被心悸和高烧折磨。有好几个月的时间，她只能躺在床上，根本不能起身。这时，医生严肃地对她说，如果她再继续工作，即使不死也会被疾病纠缠一辈子。她无法让自己休息，因为有好多的工作要做，即使休息，也要等到完成工作之后。

不管南丁格尔到什么地方去，伦敦或者乡间，德贝郡的山上或者恩伯利的花丛中，她总是会梦见那个幽灵。来自斯库台湖的幽灵，代表着战地医院的混乱局面，毫无组织的糟糕景象。只有她死了才能躲开这个幽灵，否则就会被它纠缠。

南丁格尔利用维多利亚女王派她去克里米亚的机会积极筹备自己的事业，她带着那枚具有纪念价值的胸针，再次前往克里米亚。在那里待了一个多月，她去拜访了巴尔莫拉，还得到女王和康索尔特王子的几次接见。王子在日记中说："她告诉我们军队医疗系统存在的缺陷，还提出改进的方法。"她的经验是在克里米亚战争中得到的，她还和皇室的最高成员进行交流，讨论形而上学、宗教信仰等问题。每个人对她的印象都非常好。女王说："多么聪明的人，真希望我们的军事办公室里有这样的人才。"

不过，南丁格尔不能进入军事办公室，因为她是一名女子。但是，对潘缪尔爵士来说，不仅仅是这个原因。实际上，南丁格尔提议的关于军队医疗系统的改革，能不能实施是潘缪尔爵士决定的。虽然他是一个尽忠职守的人，但他在战争期间的日子不好过，不如担任国务秘书的时候轻松。他是在塞瓦斯托波尔战役进行到一半时接任这个职位的，觉得自己是最合适的人。他在担任骑兵队长时学习了一些关于军队内部的知识，这些知识让他自以为了不起，对南丁格尔说过："英国的士兵不需要存钱。"还给战场上的首席指挥官写信，指责指挥官的玩忽职守，还说即使再给他一次机会，他也做不好，根本就不适合担任指挥官。拉格兰爵士的回信比较委婉，隐藏了自己的个人感情，对潘缪尔爵士的影响不大。其实，由于潘缪尔的一些错误，导致战争的局势开始恶化。不过，他没有因为自己的过失受到过指责。不久后，拉格兰爵士去世了，这件事也跟着结束了。继任的是有着红鼻子的老年绅士辛普森将军,很少有人认识他,他也没有来过塞瓦斯托波尔。而且,潘缪尔和他的关系很不好,就像他和拉格兰爵士之间的关系。拉格兰爵士有自己的判断力,但辛普森将军是一个没有主见的人,他总是征求潘缪尔的意见,常常犹豫不决,他觉得越来越头痛,鼻子也越来越红。我们不知道他是否称职,只知道他好几次想要写信辞职,最后没有把信发出去。后来,电报投入使用,这位将军和这位部长都觉得自己是受害人。这时,辛普森将军觉得自己必须做些什么。

他在信中写道:"长官,我认为电报传递的消息没有权威性,而且有一些您不知道的,它们是您的属下用您的名义发送的。我昨天晚上睡觉的时候突然被叫醒,一名骑兵送来一封电报,内容是:'潘缪尔爵士致辛普森将军:听说贾维斯上校被蜈蚣咬伤了,不知道他的情况怎么样了?'"

一名骑兵在夜里行走好几公里的路,就为了送这样一个消息,还把他从少得可怜的睡梦中吵醒,虽然很过分,但辛普森将军只能忍耐。更过分的是,贾维斯上校根本不是被蜈蚣咬了,而是长了一个疖子,不久就好了。另外,潘缪尔爵士也遇到了麻烦。他最喜欢的侄子道比根上校在战场上,因此,潘缪尔爵士在写给首席指挥官的电报中说了一句:"请您帮我照顾一下道比根,如果您那儿有空缺的职位,看看他是不是能够胜任。"不幸的是,电报刚投入使用的时候,报务员会根据自己的理解压缩报文内容。结果,潘缪尔爵士委婉的说法被压缩成:"照顾道。"指挥部的人都不知道这句话想表达什么意思,觉得非常好笑。故事传开后,在很长一段时间里,"照顾道"成为广为流传的一句话,用来表示某位高官暗示别人关照自己的侄子。

不管怎样,这些事情都过去了,塞瓦斯托波尔也到手了,战争已经结束,军队的麻烦也没有了。不过,南丁格尔却在这个时候插进来,批评医院的状况不好,还说要对卫生部门进行改革,真是讨厌。潘缪尔爵士想要去做自己喜欢的事情,建立一座苏格兰的教堂是他最大的愿望。但是,无法实现了,他用辞职的方式表达自己的抗议,不想为改革尽力。

潘缪尔的朋友送给他一个"欧洲野牛"的称号,就他的庞大体型和思维方式来说，这个称呼名副其实。他的大脑袋里装的好像是石头，非常顽固。他站着的时候，就像是一个正方形。南丁格尔一提出改革，他就强烈反对。不知道他会如何对付南丁格尔小姐，会不会采用当初对待拉格兰爵士的方法呢？他可是极尽所能地嘲讽拉格兰爵士。而且，反对改革的不是只有他，还有各种各样的人，有医学界的保守人士，有支持过时系统的顽固人士，还有对军事委员会的作风非常满意的人。在这些人中，最显赫的安德鲁·史密斯博士，他是军队医疗部门的首长。在南丁格尔离开英国之前，他对她说："斯库台湖的一切都很好，希望你不要妄想去改变什么。"显然，他绝对是反对派。

　　虽然有很多人反对南丁格尔，但也有一些人支持她。皇室愿意听取她的意见，公众们愿意相信她的话，他们都是她的支持者，这是非常重要的。有许多人尊重她，也有很多朋友支持她。而且，南丁格尔有丰富的知识和聪明的头脑，还有坚韧的性格，这些都是她的优势。最重要的是，她是上流社会的人，与贵族有着密切的关系，经常和内阁部长来往，他们是同一个层次的人。在那个年代，一般人绝对进不了这个圈子，里面的人数也不多。如果一个普通的妇女，虽然她在战争期间积累了丰富的护理经验，但上流社会的人不了解她，当她提议改革医疗系统时，有谁会听取她的意见呢？人们可能会用礼貌的态度对待她，但绝对不会重视她的提议。不过，佛罗伦斯·南丁格尔不同。当她提出建议的时候，他们会认真考虑。他们这样做的时候，等于肯定了南丁格尔的能力，而且，她正在运用自己的影响力。

　　在南丁格尔的朋友中，西德尼·赫尔伯特是最重要的一个。他是一个幸运的人，当他还是婴儿时，仙女们就送给他许多礼物。他出生于豪门世家，长得英俊潇洒，而且非常富有，在威尔顿拥有好几栋房子。当时，威尔顿是非常富有的地方。他的家族有着光荣的历史，在英国有着举足轻重的地位。除了这些，他本身也很有魅力，充满活力，文质彬彬，只要认识他的人都不会和他作对。实际上，他可以被称为完美的英国绅士。他的品德很出众，有着自己的信仰，而且非常虔诚。他担任内阁部长几年后说："我越来越确定，不管是政治还是其他的事务，只有符合福音书的精神，才是正确的。"他是一个无私的人，他的仁慈和宽容难以想象，他的一生都在为公众事业服务。他拥有高贵的品格，还得到很多机会，只要是他想要的就会实现。他希望自己的一生有所作为，认真履行自己的职责，他手中的权力越来越大，成功始终伴在他的身边。虽然西德尼·赫尔伯特的一生很成功，但人们总是怀疑，仙女们忘了给他最好的礼物，究竟是什么呢？不知道，但那件礼物一定很重要。这样，即使是如此完美的英国绅士，也尝到了痛苦的滋味，遭受了失败的打击，感觉到了无助。

如果他没有认识南丁格尔小姐，他的人生将会完全不同。但是，在南丁格尔被派到斯库台湖时，他们就站在了同一个阵线上，随着战争的发展，这种同盟关系越来越紧密。当她返回英国后，同盟关系变成了良好友谊。这种友谊建立的基础是两个人从事的公共事业，两人之间的好感也是一个原因，只是不太重要罢了。如果不是在英国，不可能发展出这样的友谊，他们之间的关系非常密切，而且还存在感情因素，所以引起了外人的猜忌。在好多年中，西德尼·赫尔伯特和南丁格尔每天都见面，常常在一起好几个小时。当他们分开之后，南丁格尔不时就给他写信。不过，并没有传出什么谣言。西德尼的夫人是一个明白事理的妇女，她能够理解自己的丈夫，也非常敬佩南丁格尔。但是，他们的关系还是惹人注意，因为他们的性别不同，工作习惯也不一样。按照传统而言，男人是做决定的人，女人只是一个配角，她要做的就是鼓励男人，为男人的成功喝彩，也许能够提建议，但必须用委婉的方式说出来。但是，南丁格尔小姐不是普通的女子，她和西德尼·赫尔伯特在一起时，做决定的是女人，提建议的则是男子。当南丁格尔面对公众的时候，她缺乏一种东西，一种成功的政治家所拥有的操控公众的威信。不过，西德尼·赫尔伯特的身上具有这种特性。事实证明，南丁格尔要借助西德尼·赫尔伯特的帮助，才能够实现自己的想法。她教导他，塑造他，并控制他。对此，他没有异议，也不想抗拒。因为他的想法和她的观点一致，没有必要去抗拒。他的脾气是温顺的，在南丁格尔面前，他只能服从。他为什么要认识南丁格尔呢？如果潘缪尔爵士是野牛，西德尼·赫尔伯特就是小鹿，生活在森林中的小东西。但是，森林是一个危险的地方，他总是睁着迷人的眼睛警惕着周围的一切。不过，南丁格尔找到他，并控制了他。

在一瞬间，母老虎匍匐着身子，爪子蓄满了力量，然后……

除了西德尼·赫尔伯特，南丁格尔还有其他的朋友。在某种意义上来说，他们也是很重要的，就像西德尼·赫尔伯特一样重要。例如，当她的身体非常虚弱时，如果她想要工作，就一定需要别人的帮忙。很快，她的身边就有了一些忠诚的信徒，他们非常敬爱她，而她也需要他们的爱带给自己和病魔斗争的勇气。的确，这些信徒非常忠诚，但这种忠诚和一般意义上的忠诚有区别。她不仅仅给人们分配任务，还要他们在服务之前想清楚，是不是真心想帮助她。他们要做的事情可能是以前从来没有做过的，可能会超出自己的能力和耐力。怎么会这样呢？她对自己的要求就是这样，为什么不能这样对待别人呢？当他们看见她躺在病床上，脸色苍白，呼吸困难时，他们能说她爱惜自己吗？既然她不爱惜自己，为什么一定要爱惜别人呢？而且，她做的事情不是为了自己的利益，而是为了公众的利益。他们都知道，她的要求不是为了自己，而是为了工作。因此，这些人愿意把自己的身体和灵魂都贡献出来，尽全力去完成工作。在这些人中，"梅姑妈"是最忠诚的人，她是南丁格尔的亲姑姑，一直是南丁格尔支持者，帮助她摆脱家庭的束缚，和她一起去斯库台湖，像一个母亲一样照顾她的生活起居，仔细注意着会影响她健康的事情。南丁格尔的姐夫哈里·威尔尼爵士也是她的帮手，当她和国会的人谈判时，他帮了很多忙。她和诗人亚瑟·克劳也有姻亲关系，在某些地方带给她许多帮助。牛津改革活动失败后，克劳的生活发生了改变，他总是感到不安，他用全部的精力来创作诗歌，只是加剧了这种不安。他找不到自己的生存价值，复兴运动使他丧失了信心，对诗歌的鉴赏能力不断下降。他的精神状态很差，更糟糕的是，他的健康状况也出了问题。于是，他决定去美国寻找走出困境的方法。不过，他没有成功，在美国没有找到出路。不久后，他回到国内任职，定居于伦敦。很快，南丁格尔影响了他。虽然他对生活仍然没有明确的目标，觉得生活是痛苦的，但身边有一名充满斗志的女性，他感受到了希望，想要去追求某些东西。他有时也会产生疑问，自己有用吗？当然，他是非常有用的。有许多小事别人不愿意做，例如，帮助南丁格尔购买火车票，校正文件中的错误，邮寄一些公文，等等。这时候，他就会被派去处理这些事情,而且很乐意。后来,他回忆时说:"虽然这些都是小事,也不是非常有价值,但在我眼中,它们是非常有意义的事情,体现了我生命的价值。"

随着时间的流逝,南丁格尔的"内阁"(这是她给这个群体起的名字)逐渐庞大起来。她的工作使她接触了很多官员,他们都支持她的计划,希望能够帮助她,她在克里米亚工作时围在身边的朋友也回到英国,支持她的事业。在这些人中,最无私的是苏士兰德博士,他是一位医学专家,担任南丁格尔的私人秘书长达30年,帮助她发展事业。有了这些人的帮助和支持,南丁格尔准备和潘缪尔爵士较量一下。

很快,两个事实浮出水面,接着发生的一切都跟它们有关。一方面,南丁格尔的"内阁"强大,无法动摇;另一方面,即使能够动摇,需要的时间也非常长,速度非常缓慢。潘缪尔爵士无法和南丁格尔抗衡,他想坚守自己的阵地,只会是徒劳无功。他无法承受南丁格尔带给他的压力,只能一步步后退,但整个过程还是相当缓慢的。安德鲁·史密斯博士和潘缪尔的幕僚依然在支持他,帮助他对抗南丁格尔。不过,潘缪尔爵士感觉到失败在向自己走来,他感受到了疲惫,想要回到苏格兰的大草原上,那里有他最喜欢的教堂。于是,他一步步地向后退。

指定一个皇家委员会去调查军队的卫生条件,这个重大提议得到女王、内阁、公众的支持,没有人敢反对。不过,在委员会的组织问题上,有了不同的意见。这时,潘缪尔爵士和南丁格尔小姐针锋相对,谁也不肯退让,最后南丁格尔小姐获得了胜利。西德尼·赫尔伯特担任主席,委员会成员中唯一与南丁格尔不对盘的是安德鲁·史密斯博士。在和潘缪尔爵士对抗时,南丁格尔发现野牛容易被恐吓。虽然它的外表看起来像墨西哥公牛,但它的勇气和实力等同于奥尔德尼乳牛。这头野牛最害怕的事情是,把一切公诸于众。即使随口提一下,也会使他胆战心惊,同意所有的一切,同意少打松鸡,同意去上议院演说,同意让安德鲁·史密斯博士注意自己的言行,还同意其他的一些条件。但是,南丁格尔和他正好相反。她可以坦然地面对公众,把自己的想法告诉大家,说出一切事实,让所有的人来评判孰是孰非。南丁格尔死死抓住潘缪尔爵士的这个弱点,用来和他对抗,不过,越来越艰难了,因为他的反抗越来越激烈。委员会的人员确定下来后,关于职权的斗争就开始了,一直持续了半年。委员会应该是一个高效率的机构,拥有最高的权力,可以下令进行广泛的检查,及时提出改革的办法,而不是一个毫无实权的官方团体,只是为了证明安德鲁·史密斯博士的做法是正确的。军事办公室里的人都想限制委员会的权力,想要拼上一拼。不过,他们失败了,野牛又被吓倒了。

南丁格尔对潘缪尔爵士说:"在接下来的几个月中,如果你不支持改革的话,我就把自己在克里米亚遇到的事情公布出来,还有关于改革的各种措施。"

在迫不得已时,南丁格尔真的会这样做。因为她已经下定决心,不管委员会怎么做,她都会把自己关于改革的想法说出来。这需要花费很多的心力,但她的身体状况很糟糕。不过,她没有放弃,在接下来的半年中,她把全部的精力用在这上面,写出了详细的报告《影响英国军队健康、效率、医疗的多种因素》。这篇报告将近八千页,列出了改革需要遵守的原则,对有争议的问题进行了分析,里面有各方面的知识和信息,例如,军事、统计、卫生、健康,等等。不过,这篇报告没有公开,但为委员会的正式报告奠定了基础。现在,它在军队医疗管理方面仍然有着重要的地位,是一部权威著作。

在关于委员会权力的斗争尚未结束时,潘缪尔爵士作出了让步。他曾经去拜见女王,希望女王能够支持自己,当他知道同意那份严重威胁到他的文件,而且不能更改时,他没有告诉安德鲁·史密斯博士自己的让步。当委员会开会时,南丁格尔又有了新的任务。按照现在的情况而言,南丁格尔可以在委员会任职,但那个时候,委员会中没有妇女,妇女更不能发表自己的意见。于是,南丁格尔只能在幕后工作,把她的想法告诉西德尼·赫尔伯特,让朋友们把她的建议带到委员会中去讨论。这样一来,南丁格尔的工作量大增,不仅要接受各种询问,写大量的信,还要做无数的备忘录,就算如此,还是有人怀疑她的做法是不是合理。最后,南丁格尔和自己的朋友只能靠书信往来,他们把疑问写在信上,南丁格尔回信解答。经过长时间的努力,这项工作终于完成了。委员会的报告出来了，执笔的是西德尼·赫尔伯特，里面的大部分内容都参考了南丁格尔的建议。现在，剩下一个最重要的问题：委员会应该做什么？它会不会和之前的皇家委员会一样，只是把报告写出来，却不把这些想法付诸行动？

于是，南丁格尔和潘缪尔爵士开始了最后一场较量，也是最惊心动魄的一场较量。潘缪尔爵士受到的恐吓使他让委员会有了半年的实权，在这段时间里委员会能够顺利地工作。现在，委员会还需要有半年的权力，认真地实施各种有效的建议。在这些日子中，南丁格尔的健康状况非常糟糕，生命面临着严重的危胁，常常和死神搏斗。在梅姑妈的照顾下，南丁格尔依然在四处奔波，从汉普斯特德前往海格特，然后再到马维恩。南丁格尔还在坚持不懈地工作，而这段时间是她修养身体、恢复健康的唯一机会。但是，她不想放弃工作，只好忽略自己的健康问题。不久后，南丁格尔因为狂躁症不得不中断工作。这时，她给西德尼·赫尔伯特写了"最后的书信"。不过，很快她又申请前往印度，去照顾那些因为兵变受伤的战士。当苏士兰德博士写信请求她休息时，她愤怒地反驳：休息？我怎么能够放着受伤的人不管，自己去休息呢？

慢慢地，南丁格尔的神智恢复了，这样更没有什么能够阻止她工作了。于是，她像一个奴隶似的拼命工作。她开始觉得，就像她在斯库台湖工作时一样，她的同事们没有一个人是真心热爱这份工作，把精力全部投入到这份工作上的。如果他们是在辛勤工作，为什么没有一个人像她一样呢？她觉得周围的人都是懒散的、愚蠢的。苏士兰德博士像是一个草包，亚瑟·克劳非常懒惰，甚至连西德尼·赫尔伯特……没错，他是一个简朴的人，具有大公无私的品质，领悟能力也很强，这些都是毋庸置疑的，不过，他是一个折中主义者。当需要他和潘缪尔爵士去对抗的时候，他却躲开了，跑到爱尔兰去钓鱼，面对这样一个人，你能够指望他吗？这时候，潘缪尔爵士回到了苏格兰，不久后就去世了。不过，还有很多事情没有解决，例如，委员会报告中的建议要怎么处理，指定四个下属的委员会来负责改革的实施及细节等问题还没有决定。开始时，潘缪尔爵士赞成任何提议，等他到达伦敦之后，态度发生了很大的改变，而且很快就返回苏格兰了。就这样，在很长的时间里，所有的事情都无法继续实施，只好搁置起来。潘缪尔爵士的手颤抖得很严重，没有办法提笔写信，因为他一直患有手颤。后来，潘缪尔爵士自己也意识到，所有的事情都要结束了，他不得不承认失败。

不过，潘缪尔爵士在某一方面赢了南丁格尔小姐。潘缪尔爵士在返回英格兰之前，尼特勒医院就按照他的命令开始修建了。但是，当南丁格尔到达之后，她发现建筑的设计有很多难以忽略的缺陷，遵循的是已经过时的医院设计方案，医护系统也是漏洞百出。因此，南丁格尔强烈建议要重新讨论设计问题，正在实施的工程也要停止。不过，潘缪尔爵士坚决不同意，因为重新设计会消耗大量的资金，还会浪费时间。南丁格尔没有办法说服潘缪尔爵士，她知道这件事非常重要，于是决定向上级反映。当时的首相是帕尔密斯顿，南丁格尔从小就认识他，在纽佛雷斯特的时候，他们还是邻居。于是，南丁格尔带着设计图和相关资料，亲自来到纽佛雷斯特，在帕尔密斯顿的府邸中待了整整一夜，用来说服他支持重新建造尼特勒医院。

帕尔密斯顿给潘缪尔爵士写了一封信，他在信中说："我认为修建尼特勒医院首先需要考虑的是让病人住得舒适，能够让他们更快地康复。然而，现在的设计却没有考虑到这一点，它的目的只是使建筑看起来美观，却没有实用价值……因此，我希望您能够重新设计方案，停止正在修建的工程。"

不过，潘缪尔爵士完全不想让步，即使他已经收到了首相写给他的信。他想尽各种办法去拖延，后来帕尔密斯顿也不再干预此事，就这样，英国最大的军区医院很快就建成了，但在很多方面不符合医学上的原则。屋子的通风状况很不好，所有病房的窗户都是朝北的。

可是，潘缪尔爵士再也不能和南丁格尔作对了。下院投票表决使得帕尔密斯顿下台。这样一来，潘缪尔爵士觉得自己应该在苏格兰的教堂中度过自己的剩余日子。不久后，西德尼·赫尔伯特当选为国务秘书。对于南丁格尔来说，这是一件很好的事情。南丁格尔的内阁们热烈庆祝这一事件，终于看见胜利的曙光了。在接下来的两年多时间里（1859~1861年），南丁格尔费尽心血的改革开始实施。这场改革是在西德尼·赫尔伯特在任期间进行的，在英国军队的历史上有着重要的作用，代表着新时代的开端。四个下属的委员会也成立了，他们直接受命于部长，被南丁格尔小姐不屈不挠的精神所鼓励，尽心尽力工作。兵营和医院进行修整。首先，它们的通风条件要优良，温度要适宜，光照也要充足；其次，供水问题得到了解决，饮用水的质量有了保证；接着，厨房经过重新设计，方便给病人准备食物；最后，这是关于承运商的问题。他们的功能和实际不相符，他们拥有不适当的权力，缺乏应有的权力，这些在斯库台湖时期就已经体现出来了。建立了新的制度，重新规定了承运商的权利和义务。四个下属委员会组织设立了医疗统计系统。而且，还建立了军队医科学校，重组了军队医疗部门。政府颁布了一系列的政令，其中有一条是，官员们有义务关心士兵的健康问题，他们必须重视士兵的健康，就像是重视自己的健康一样。此外，官方还规定，士兵们精神上的需要也应该被满足，所以建立了咖啡馆、阅览室、体育馆、活动室等场所。新的时代已经到来。1861年，军队的死亡率大幅度下降，大约是克里米亚战争时的二分之一。这样，南丁格尔有更多的时间去做自己想做的事情。

不过，想要完成自己的事业，她还必须去做一件事情。虽然军队医疗部门进行了重组，但核心的部分没有改变，那就是战争办公室。如果南丁格尔能够让战争办公室改革，她的努力付出才算获得了最后的胜利，这也是她一直想要达成的目标。而且，没有完成这件事情，谁也不能保证前面的成绩会不会付之东流。如果改革的车轮开始倒退，例如部长换人，西德尼·赫尔伯特被替换，或者被暗算入狱，这样的事情不知道什么时候就会出现。

同时，由于南丁格尔有着狂热的工作精神，她希望自己能够做更多有意义的事情，有新的前进方向和目标。她对驻扎在印度的军队产生了兴趣。在她的建议和帮助下，卫生委员会在印度改革了英国军队的卫生状况，就像英国国内的四个下属委员会做的那样。在这几年的时间里，南丁格尔还筹集资金实现了军队医疗工作的现代化，建立基金会，运用自己的知识和能力为国家的发展贡献力量。她的著作《护理札记》就像是一场革命，在理论上对医疗设施建设进行了创新，对于医院的管理也有自己独到的见解。不久后，人们就把她当做解决医护问题上的权威人物，在各个方面上都积极采取她的建议，而现在的每一所好的医院都受到了她的理论的影响。圣托马斯医院中成立了南丁格尔护士培训学校，她创立了现代护理制度。

  这时，一场灾难已经悄悄来临。西德尼·赫尔伯特同意了南丁格尔的提议，想要对战争办公室进行彻底改革。这样，他就走进一个复杂的环境中，身边隐藏着各种各样的危险。在战争办公室中，责任和权力交织在一起，而且存在着严重的偏见，在人员调度上也有很大问题，许多观念都过时了。在很长时间里，不少部长想对战争办公室进行改革，每一次都以失败告终。

  南丁格尔说过这样的话："战争办公室的行动迟缓，还有铺张浪费的坏习惯，下属机构的人员从来不去考虑部长想做什么，而他们的下属机构人员也是如此。"

  事实情况的确是这样。当改革的消息传出之后，机构里的人们开始待命。这时，安德鲁·史密斯博士不再是战争办公室的领导，他和潘缪尔爵士退出了这一次争斗。不过，这里还有很多难缠的人物，他们比安德鲁·史密斯还要难对付，例如担任副秘书的本杰明·豪斯爵士。在南丁格尔的眼中，豪斯爵士是一个非常聪明的人，他总是提出错误的方案，阻碍正确措施的执行。总之，他是一个了不起的政客，在玩弄权术方面有着杰出的才能。南丁格尔说："我们的计划也许会使豪斯爵士辞职，这也是计划中的一个好处。"不过，豪斯爵士绝对不会这样想，他想尽办法来阻力南丁格尔把计划变成现实。这场斗争是激烈的，也是漫长的。当斗争正在进行的时候，南丁格尔意识到一个重要的问题，这个问题和西德尼·赫尔伯特有关。究竟是什么问题呢？西德尼的健康状况一直不是很好，他自己也知道，当工作的压力太大时，身体很容易出问题。当战争办公室进行改革时，西德尼的会得什么病呢？后来，他想要辞职，抛开对自己有着重大压力的公事。医生的建议也是这样的，希望他能够放松，他最需要的就是休息。休息？南丁格尔对于这个词很敏感。在这紧要的关头，最后的时刻，如果西德尼去休息，她能够取得胜利吗？她从来不把医生的话放在心上，觉得医生的话是一些没有用的废话。这时，最需要做的事情是改革战争办公室，而不是休息。而且，她从自己的身上得出结论：即使一个人面临着死亡的威胁，还是可以继续工作。她强烈地劝告西德尼不要休息，目标马上就要达成了，绝对不要半路放弃。西德尼无法拒绝南丁格尔的劝告，他们达成了协议。虽然不情愿，西德尼还是从下院来到上院，但依然在战争办公室工作。南丁格尔高兴地说："我们还有一场硬仗要打，这也是最后一场战斗。"

在接下来的几个月中，战斗一直在持续。不过，西德尼承受的压力很大，他总是处于高度紧张之中，这些是南丁格尔无法想象的。西德尼不仅在战争办公室中进行战斗，还要和内阁议员格兰德斯顿先生争论关于预算的问题。对于西德尼·赫尔伯特而言，与其面对格兰德斯顿先生，还不如面对豪斯爵士这个敌人。西德尼的身体一天比一天糟糕，他常常晕倒，有时候要喝大量的白兰地才能继续工作。南丁格尔一直在鼓励和告诫西德尼，希望他能够努力前进，还用自己的标准来要求他。不过，西德尼的意志慢慢消沉，就像他的身体一样糟糕。西德尼没有了前进的动力，他的欲望也消失了，所有的一切对他来说都是没有意义的，他被现实打败了。一个残酷的事实摆在他面前，对西德尼来说这是一个可怕的时刻，他意识到自己改革战争办公室的计划失败了，而且永远不可能成功。不过，更可怕的还在后面，他必须亲自去找南丁格尔，告诉她自己是一个失败者，自己放弃了。

保佑善良的人们！这是康索尔特王子刻在克里米亚胸针上的一句话，此时看来充满了讽刺的意味。这句话有着双重的含义啊！当南丁格尔发现了事实，确定自己无论做什么都无法补救时，她对老朋友没有怜悯，有的只是愤怒。

她对着西德尼吼道："失败者？难道你不明白是你自己想要退出这场战斗吗？这是一场多么光荣的战斗，但豪斯爵士打败了西德尼·赫尔伯特，这简直是最大的耻辱！"——最后，南丁格尔的怒火达到了最顶峰："比斯库台湖的医院还要糟糕，还要让人感到耻辱！"

西德尼拖着疲惫的身子离开南丁格尔的住所，来到温泉休息，希望自己的身体可以康复。不过，他的愿望没有实现，然后返回英格兰，回到威尔顿，在夏日阳光的照耀下，穿过高达的雪松，来到宫廷中。他在雪松下行走，觉得这一切无比熟悉，可爱极了，他喜欢这些美丽的风景，感觉它们有着无限的活力，就像是活生生的人类。他是在威尔顿逝世的。吃完圣餐，他变得非常平静。后来，他的生命力一点点在流逝，但他的嘴唇在蠕动。他最后的一句话是："可怜的佛罗伦斯,我要先离开了,我们共同的事业……还没有实现……努力去完成……"

当一个坚强的人需要为一个脆弱的人的死亡背负责任时,尽管她也为死者悲痛,为死者哭泣,但人们会在道德上对她进行谴责。如果不是南丁格尔一直逼着西德尼工作,他也许不会这么快死亡。但是,如果她那样做了,她就不再是南丁格尔。有时候,创造的力量也就是毁灭的力量,对此应该负责的是她的本性。当南丁格尔听见西德尼去世的消息时,她的内心痛苦极了。这时,关于西德尼的不好的看法在她的脑海中消失了,剩下的只是值得珍藏的回忆,还有对他的尊敬。对于南丁格尔来说,西德尼一直是一个脆弱却非常有用的工具,但从此之后,她把他称为"主人"。同时,南丁格尔遭受了另一个打击。类似于西德尼·赫尔伯特,亚瑟·克劳也因为劳累而死亡,他再也不能帮助南丁格尔了。紧接着,第三个灾难来临了。虽然梅姑妈没有去世,但她慢慢地老去,觉得自己应该为家庭出一份力,所以她离开了南丁格尔。南丁格尔简直不敢相信,最值得信任的梅姑妈会离开自己。南丁格尔给梅姑妈写了许多信,愤怒地说梅姑妈背叛了自己,没有同情心,愚蠢之极,简直枉为女人。南丁格尔的指控毫无道理,梅姑妈一直是一个很好的秘书,陪伴在她身边许多年。就牺牲精神这一方面来说,西德尼·赫尔伯特和亚瑟·克劳是男人,他们的精神值得颂扬,但梅姑妈绝对不会逊色于他们。结果,前两个男人成了她的"主人"和"克劳",后一个女人却遭受到她的辱骂。南丁格尔的愤怒显而易见,在她最需要安慰的时候,梅姑妈离开了她。但是,男人就是完美的吗?苏士兰德博士常常把事情弄得一团糟,也许他也想要离开?不过,南丁格尔瞪他一眼,他就吓得浑身哆嗦。所以,他不敢走。想到这里,南丁格尔笑了,笑容里充满了讽刺和苦涩。她知道,自己会一直拥有苏士兰德博士。后来,她终于想清楚了,只有一样东西不会离开自己,那就是自己的工作。

第四章

随着西德尼·赫尔伯特的死亡,南丁格尔改革战争办公室的愿望成为泡影。有一段时间,南丁格尔认为失望的感觉是最大的痛苦。曾经,她拼命想要抓住最后一根稻草。她给格兰德斯顿先生写信,希望他能够接替西德尼·赫尔伯特的工作,但格兰德斯顿先生的回信仅仅表示对西德尼的死亡感到惋惜。

新上任的国务秘书们想要把取得成果的改革措施取消,但他们无法全部取消。在1862—1872这十年中,南丁格尔在战争委员会中有一定的影响力。此后,她和军队失去了直接的联系,她的注意力开始转向普通的目标。她把精力放在医疗系统的改革上,取得了相当大的成就;还去改善病房的条件和工厂的条件等事情。她还发表了一篇著名的论文,指出1909年贫民法律委员会所提出的建议的缺陷。她把大部分的精力用在了自己的护士培训学校上,她要掌握学校的全部情况,承担学校的责任,为了学校的利益斗争。

南丁格尔考虑了很久,终于决定在南街的一栋小房子中安定下来,在那里度过她的后半生。她还活了许多年,直到91岁才去世。她的身体逐渐好转,犯严重疾病的时候越来越少,最后甚至没有了。不过,她依然是一个病人,更多的时候是精神上的,她的性格是坚持不懈地工作。当她虚弱得无法走路时,她还是努力工作,比大多数的内阁部长还要勤奋。无论她得了什么病,都不会影响到她的工作激情。她是一个孤僻的人,可以说是非常孤僻,一生都没有改变。在南街的房子中,她躺在楼上的小沙发里工作。她不仅是一位专横的妇女,在当时有着重要的影响，还是一位神秘的传奇式人物。她自己也知道，自己的一生是一个传奇。她有过手握重权的时候，就像是东方的独裁者，有着绝对的权力；她也有过默默无闻的时刻，自己一个人体会着悲喜。她还发现，对于一个人来说，疾病并不是最大的阻碍，而是阻止他完成自己的事业。重要的政治家和著名的将领喜欢听取她的建议，来自国外的尊贵的公主们想要去拜访她，必须要经过她的同意，否则就见不到她。普通的人去拜访她，只能待在楼下的起居室中，而且只能见到苏士兰德博士，见不到南丁格尔本人。苏士兰德博士是南丁格尔最忠实的信徒，永远不会背叛她，也不会离开她。有时候，苏士兰德博士也会感到烦躁，失去耐心，但他依然没有离开。南丁格尔总是说苏士兰德博士不会思考，但他一直陪伴在她身边，直到最后一刻。有一次，苏士兰德博士想要去度假，最后还是为南丁格尔留下来了。此后，他再也没有想过要度假。楼下的事情是他在处理。他坐在那里，处理着各种事务，阅读大量的信件，接见拜访的人，还和楼上的南丁格尔交换笔记。有时候，南丁格尔心血来潮想要接见某个拜访者。这时，苏士兰德博士就会领着这个幸运者，向楼上的房间走去，当然，这个幸运者一辈子也不会忘记这次会面。在一年中，南丁格尔只会接见一两次来访者，真实情况是不是这样，没有人知道。当南丁格尔离开家坐车去公园时，她的行程要绝对保密，不让外界的人知道。所以，她在人们眼前经过时，一半情况下不会被认出来。虽然如此，防卫的工作还是要做，因为有时候会传出消息，说南丁格尔要在什么地方出现。有时候，人们会把其他的妇女错认成南丁格尔，他们会尾随在她后面，把她团团包围住，狂热地请求："我想和您握个手；让我碰碰您的手臂；让我摸摸您的披肩……。"人们想要用各种各样的方式，来表达自己对南丁格尔的尊敬。南丁格尔拥有强大的力量，只要愿意，她就可以使用它，但她从来没有用过。有时候，她会采用暗示或者威胁的方法，来达到斥退敌人；她还可以用眼神警告那些桀骜不驯的部长或者难以说服的总督。拜访者只要能够见她一面，就会心满意足。只要南丁格尔出现在窗前，挥舞着手中的手帕，就会引起一阵狂潮，但仅仅是这样。这些人明白，她就像是一个神话，可以看见但无法碰触。

南丁格尔和许多政治家、统治者打过交道，她做了许多有意义的事情，她的影响力难以想象，就连国外的政府也希望可以得到她的建议，她主持建造了大量的医院，还成立了护士培训学校。不过，她依然觉得自己做得不够多，她还有许多尚未完成的事情，穷极一生也无法完成。她积极地向四周张望，看看自己能够做些什么。按照哲学的原理，行动之后要及时思考。在南丁格尔为英国的军队做了许多事情之后，她想为人类的宗教信仰贡献一份力量。在很长一段时间里，南丁格尔注意到，人们越来越喜欢自由思想，对于这一点她觉得很遗憾。她只是感到遗憾，却不会觉得惊讶。现在，很少有人去遵循基督教的原则。当然，基督教本身也存在缺陷，南丁格尔想要去改正这些不足。她要纠正基督教的错误，并把这些错误告诉人们，让人们理解基督教的事实情况。在南丁格尔前往克里米亚时，她已经着手处理这件事情。现在，在她工作的闲暇时间中，她完成了这件事情。1860年，南丁格尔完成了著作《对于英国工匠中有志于追求真理者的一些思想上的建议》，这本作品有三卷，包括许多解决思想问题上的建议，其中有些问题一直没有解决。这些问题涉及各个方面，例如对上帝的信仰、创世纪、原罪、来生、自由思想、法律、道德，等等。关于原罪这一部分，写得非常详细。南丁格尔写道："我们无法想象，无所不能的上帝会喜欢孤独。"这时，就会出现这样的问题："为了摆脱孤独，上帝会创造出什么事物呢？"可以肯定的是，上帝无法创造出完美无缺的事物，"因为从本质上来说，完美只能有一个"。如果想要完美的事物，只能是另一个上帝。因此，结论就是：上帝要创造不完美的事物。所以，完美的上帝也要面临着一个无法改变的困境，他必须是孤独的。后来，上帝创造了斯库台湖医院。不管这些观点是不是正确，能不能让大家信服，这本书没有公开发行，只是印制了一少部分，在朋友圈中传阅。南丁格尔寄给密尔先生一本，他有礼貌地回信，告诉她书已收到。但是，密尔先生在信中说，关于上帝存在的论证上，他不赞同南丁格尔的观点。对此，南丁格尔有些惊讶，也很苦恼，她认为密尔先生会赞同她的观点。南丁格尔确信，自己关于上帝存在的论证非常充分，没有不足的地方。她指出："就像从法律的存在中，可以推出存在立法者一样。"现在，宇宙中存在着很多法则：万有引力法则，同极相斥法则，以及其他的各种法则。因此，可以得出这样的结论：宇宙中存在一个立法者。如果密尔先生不满意这样的论证，那么，怎样的论证他才能满意呢？

也许，密尔先生会提出这样的问题：这个论点怎么没有按照逻辑的发展，最后得出结论呢？显然，如果我们拿它和人间的制度相比较，我们必须明白，法律不是立法者确立的，而是由国会的法案通过的。不过，虽然南丁格尔有着政治经验，却没有思考过这个问题：上帝是不是一个有着无限权力的君王？

其实，南丁格尔对于上帝的观念和正统的思想不符。她作为一位伟大的卫生系统设计者，她是从这个角度去看待上帝的。在南丁格尔的思维中，她无法说出神经和排水沟的区别。当人们阅读南丁格尔的著作时，常常会有这样的感觉，万能的上帝有时候也是掌握在南丁格尔手中的，如果上帝不当心的话，南丁格尔就会用超负荷的工作来消灭他。

然后，在南丁格尔这些关于形而上学的文章之间，你会发现一些难以预料的内容。读者会阅读到一些特殊的东西、个人的见解、大量的经验之谈，谩骂上流社会的妇女地位。这时，南丁格尔忘记了自己写作的初衷，忘记了论述较高层次的问题，也忘记了写作的对象是工匠们，这些尖酸刻薄的谩骂有100多页，批评家庭生活的毫无意义、婚姻的名不副实、传统思想的空洞无物，言语中带有易卜生、塞缪尔·巴特勒的特点。南丁格尔愤怒不已，也无比气恼，用可怕的语言描述富家未婚女子的悲惨命运。突然，她的笔锋一转，开始向工匠们解释上帝的本质。

从南丁格尔的性格来说，她比较适合讨论实际生活中的问题，而不合适去系统地阐述抽象的哲学问题。虽然她崇尚规律，但她不是一个优秀的概括者。因此，尽管她花费了很大的精力去研究治疗疾病的科学方案，但她对这些科学方案本身的理解非常有限。跟所有的行动派一样，她是一个地地道道的经验主义者。她相信自己看到的东西，也根据看到的一切来行动。此外，她是不会考虑什么的。在斯库台湖医院时，她发现新鲜的空气和充足的光线对病人来说是有好处的，这些就足够了，她不想考虑更多。她从来不去考虑，事实的背后隐藏着什么规律。她得知巴斯德和利斯特的理论之后，在很长一段时间里嘲笑他们的想法是错误的，根本就没有"感染"这种说法，她从来没有看见过"感染"，所以"感染"就是不存在的。不过，南丁格尔确实见到了新鲜空气的作用，因此她没有什么怀疑，病房中的通风一定要良好，这就是她坚持的原则。以前，病房的窗户都是紧紧关闭的，南丁格尔的发现有着重要的作用。但是，这完全是经验主义，引发了许多不良后果。例如，当她在印度的影响力非常大时，她下令所有医院的窗户一天24个小时都要打开，任何时候都不能关上。一些医学界的权威人士了解热带地区的情况，明白长时间开窗户意味着什么，他们坚决反对这样做。南丁格尔坚持自己的观点，她不了解酷热的天气，只知道新鲜空气的好处，这是从自己的经验中得知的。她认为权威们的话是错误的，窗户必须要常年打开。印度的所有大夫都反对她的做法，但她一意孤行。经过一段时间的争论，南丁格尔的可怕命令马上就要执行了。但是，最终没有实施，因为劳伦斯爵士胜利了。他拥有绝对的权威，他明确地告诉南丁格尔，这件事他要做主，而他的决定和南丁格尔的决定正好相反。虽然南丁格尔做出了让步，但她始终不甘心，更没有被说服。她觉得无比困惑，劳伦斯爵士为什么坚持和自己作对呢？如果现在她还活着，她的经验不是来自斯库台湖的霍乱病症，而是来自热带地区的毒热病，她就不会坚持新鲜空气的重要性，反而坚持对付疾病的唯一方法就是把蚊子消灭干净。

虽然南丁格尔的思想很绝对，充满了现实主义和极端实用主义，但有时候她也会退让。她的情绪起伏不定、难以捉摸。有时候，她会静静地躺着，好长时间一句话也不说，完全沉浸在自己的冥想之中，然后，她会抓起纸笔，写下心中想到的内容；有时候，她会回到斯库台湖之前的精神状态，有着病态的渴望，写下长篇的自我反省和自我批评。她写道："伟大的上帝，我会完全顺从您，我把自己的生命和灵魂都献给您，希望您能够帮助我，拯救我脱离苦海……哦，所有的一切都是没有意义的，都是虚幻的，人类的想法是多么没有用啊！"南丁格尔很孤独，也很可怜。"您知道吗？在过去的20年中，每天我都在拼命工作，支持我工作的信念就是：您会把完美带给每一个人，至少是我们这些努力工作的护士。"但是,结果是怎样的呢?南丁格尔难道不是一个毫无所得的奴仆吗?有一天深夜,南丁格尔突然惊醒,卧室里的灯光昏昏暗暗的,她在墙上见到一些奇怪的黑影,她想到过去的一切。于是,她大声地喊道:"我是曾经站在克里米亚山顶的那个人吗?那个影子像是一名女子提着油灯……这让我想到了自己经历过的痛苦生活!"

南丁格尔从这种神秘的书写中寻求慰藉,同时在和周伊特的通信中得到平静。在许多年中,这位贝列尔学院的院长担任着南丁格尔的心灵顾问,跟她通信讨论宗教与哲学的问题。对于南丁格尔的观点,他以牧师的身份进行评价,同时又带有普通人的同情心。在一段时间里,他想向南丁格尔顽固的思想中灌输一些温和的东西,这正是他所具有的特质。他说:"有时候,我觉得你应该认真思考一下要如何进行自己的工作,不是要投入较少的精力,而是采用比较平和的心态。我不是说你原来的做法不对……但是,我希望你在以后的工作中变得平和一些,体现出上帝的仁慈。"他建议南丁格尔不要再和政府官员斗争,把时间节省下来研究一下文学。他还鼓励南丁格尔把她认为的神圣和完美的想法写出来,在《佛拉则》杂志上连续发表。于是,南丁格尔这样去做了。文章被送到佛劳德先生那里,他说:"第二篇文章的内容比第一篇的内容要充实一些。不过,在逻辑上它们有些混乱,我不知道在医疗事业上有没有价值。"卡尔利勒先生也是如此,用另一种方式表达了同样的含义。他说:"南丁格尔小姐的文章就像是一只迷路的小羊羔,在山上发出无助的呼喊。"周伊特先生性格温和,劝告南丁格尔要冷静下来,不要和他们争论。他给南丁格尔写了一封长长的信,把她的注意力转移到另一个问题上——平静主义。周伊特先生说:"我不明白为什么积极的生活无法变成被动的生活。有时候,我也觉得困惑,人类的本质是不是比我们所想象到的更伟大呢?"南丁格尔发现这些观点能够让自己平静下来,所以用笔把它们记录下来。作为回报,她把关于柏拉图谈话篇的翻译内容寄给自己的朋友,大部分都是周伊特先生翻译的。慢慢地,南丁格尔的兴趣变得个人化。她告诉周伊特先生不要在半夜工作,他听从了这个忠告。后来,她帮助周伊特先生拟定了关于学院礼堂的日常生活的计划,里面包含选择圣歌,并加了一个标题"上帝不仅是我们的主人和法官,同时也是我们的父亲和朋友。"不过,这个计划半路破产了,因为在特拉文斯的建议下,伦敦的主教反对任何形式的改变。

南丁格尔和周伊特先生的关系越来越密切。周伊特先生曾经说:"第23首圣歌和第19首圣歌的精神永远伴随着我们。"后来,南丁格尔请求周伊特先生帮自己一个忙,他非常了解她的宗教观点,不知能否请他来伦敦给她施以圣礼?周伊特先生毫不犹豫地答应了,并说他会把这件事情当成自己生命中最严肃的一件事情。虽然世人不明白周伊特先生对南丁格尔是什么样的感情,但有一点非常确定,他对南丁格尔的忠诚是显而易见的。不过,南丁格尔对周伊特先生的感情有些复杂,首先他是一个善良的人,然后他是一个真正的圣徒。随着时间的流逝,甘甜中开始掺入苦涩。南丁格尔讽刺的性格开始伤害到周伊特先生,她觉得自己付出的远远多于得到的,对于他的劝告有些烦恼,也有些愤怒。有一天,南丁格尔无法控制自己的情绪,对着周伊特先生说道:"虽然你是在和我谈话,但我觉得你是在面对另外一个人,一个符合你的要求的人。"

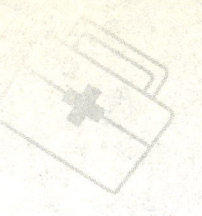

第五章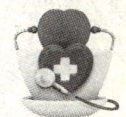

　　有一段时间,南丁格尔想到了退休,就像是圣托马斯医院中的病人一样,平平静静地度过自己的剩余生命。不过,后来她还是改变了自己的想法,有一部分是因为周伊特先生的劝告。南丁格尔在南街生活了45年,最后在那里离开了人世。她对官方的影响力越来越弱,她的年龄越来越大,但她依然在参加各种活动,而且有着广泛的影响。当需要建立医院时,卫生改革系统有问题时,战争爆发时,南丁格尔依然是整个欧洲的咨询对象。她有着绝对的自信,在伦敦的上流社会中有着重要影响,积极地关注着印度的事务。她还把大量的精力用在护士培训学校上,这项工作对她来说有着重要的意义,而且是她自己的工作。在她意志消沉的时候,在她辉煌的成就已经结束的时刻,她想到了自己的护士培训学校,心里感到莫大的安慰。她发现,只有上帝是最强大的。她写道:"刚到克里米亚的时候,我做事多么没有效率啊!但是,伟大的上帝把我从一个生手训练成了经验丰富的护士。"

　　在某些时刻,南丁格尔是非常满意的。在她回顾以前的时候,她为英国发生的巨大变化感到惊讶:从她早年时到现在,疾病的医治方法有了巨大的改善,人们的健康观念也发生了变化。南丁格尔明白,这样的变化是她想要看到的,也是她一手促成的。一个叫做阿贾·可汗的印度人非常崇拜南丁格尔,当他来拜访她时,她向他描述了这些年的巨大变化:医院设施的改善,排水系统、通风系统的提高,卫生方面的进步,等等。当南丁格尔描述完后,阿贾·可汗问道:"您自己是不是也在进步?"南丁格尔反问:"你说的进步指的是什么呢?"他回答:"对上帝的信仰。"南丁格尔发现,在关于上帝这个问题上,他们的想法有着很大的区别。会谈结束后,南丁格尔说:"阿贾·可汗是一个幽默风趣的人,但你无法向他讲明白什么是卫生。"

等到南丁格尔老了之后,发生了一些奇怪的事情。命运在等待了很长时间之后,为南丁格尔设置了一个诡异的陷阱。在她漫长的一生中,她为人们做了许多事情,也赢得了人们的尊重,但她的尖酸刻薄一直存在,始终没有改变过。她的美德总是伴随着无情,她把自己的全部精力投入到为人民的服务中,但她的嘴角总是挂着嘲讽的笑容。现在,她的讽刺嘲笑却在一点点消失。她快死的时候不再像以前那么容易伤人,挑剔的毛病在改变,整个人变得柔软起来,比较顺从,比较安静。虽然这种变化是循序渐进的,但结果很明显。这位惯于下命令的人,曾经逼死了西德尼·赫尔伯特,周伊特先生只敢委婉地劝谏她,她性格火爆,非常容易发脾气。现在,她怀着感恩的心慢慢变得平和,开始和年轻的女子进行交往,逐渐喜欢上这种快乐。在写《护理札记》这本书时,南丁格尔在这部经典的著作中抨击各种妇女团体,里面充满恶劣讽刺的内容,像是在报复人们,现在她却在写作关于犯人的演讲稿,对这些人充满了同情。随着思想的改变,南丁格尔的身体也在发生变化。原来那个瘦弱的、棱角分明的、有着一双嘲讽眼睛的女人不见了,她脸上带着微笑,发自内心的微笑。在斯库台湖医院时,那个异常顽固的脑袋也在发生变化,逐渐变得柔软起来。随着年龄的增长,随之而来的是和蔼可亲的样子。最后,她整个人的思想发生了变化,棱角逐渐隐去,直到消失不见。在南丁格尔87岁的时候,也就是她去世前的第三年,政府认为时机已经来临,想要授予佛罗伦斯·南丁格尔公开的荣誉。一道关于嘉奖的命令下来,名单中有许多著名的人物,例如,劳伦斯·阿尔马爵士、爱德华·厄尔加爵士等。这道命令有一个特殊的地方,就像它的标题所说的那样,这些奖励之所有授予这些人,就是因为他们应该得到这样的奖励,没有其他的原因。南丁格尔小姐也获得了这个荣誉。在很多年来,南丁格尔的名声已经渐渐衰退,这一次又在各大媒体上出现。各界人士都向她发来贺电,公众们对她的热情再次高涨，古老的神话焕发出新的活力。在南丁格尔的崇拜者中，德意志皇帝向她表示敬意。德国大使写信说："我们的皇帝刚刚结束对您旧居附近的罗姆斯的访问，他的心情非常愉快。命令我向您献上鲜花，用来表达他对您的敬意。"在皇室的命令下，颁奖的人员来到了南街的小房子中，还组织了一个颁奖典礼。道格拉斯·道森爵士发表了讲话，然后走向前，把奖励的勋章放到南丁格尔小姐的手中。南丁格尔靠在枕头上，有着模模糊糊的意识，感觉到自己得到了奖励，于是，她喃喃低语："太棒了，太棒了！"这一次，完全是发自内心的声音，没有一点嘲讽的意味。

南丁格尔照片集

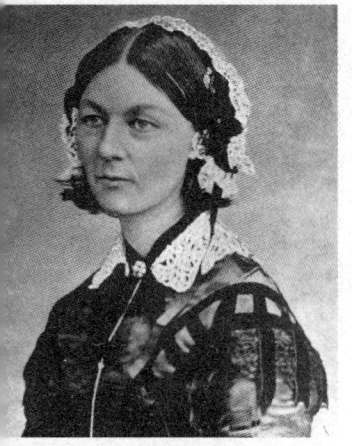

中年的南丁格尔

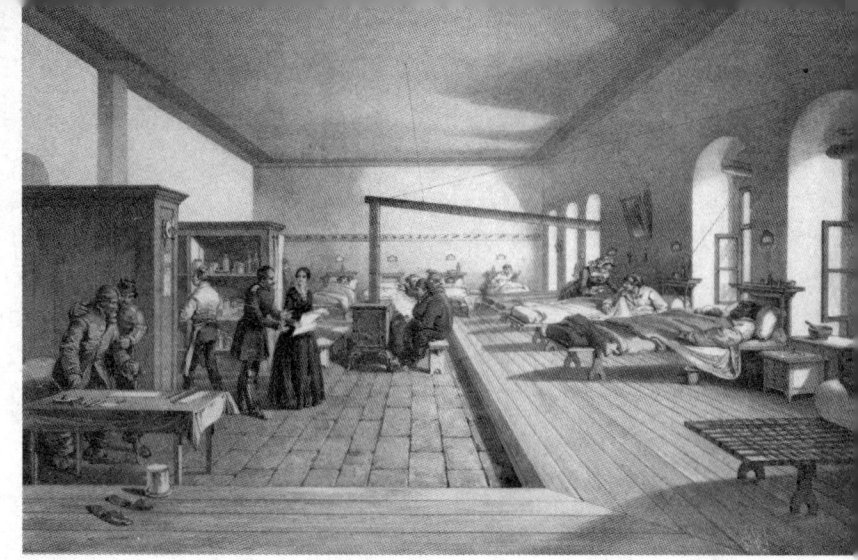

1856年,南丁格尔在斯库台的一个病房里查看病人

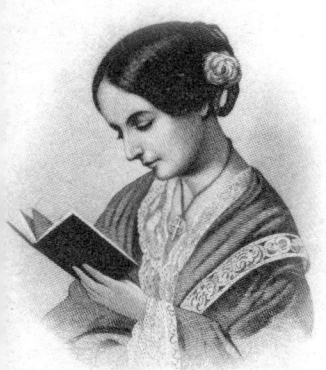

少女时代的南丁格尔

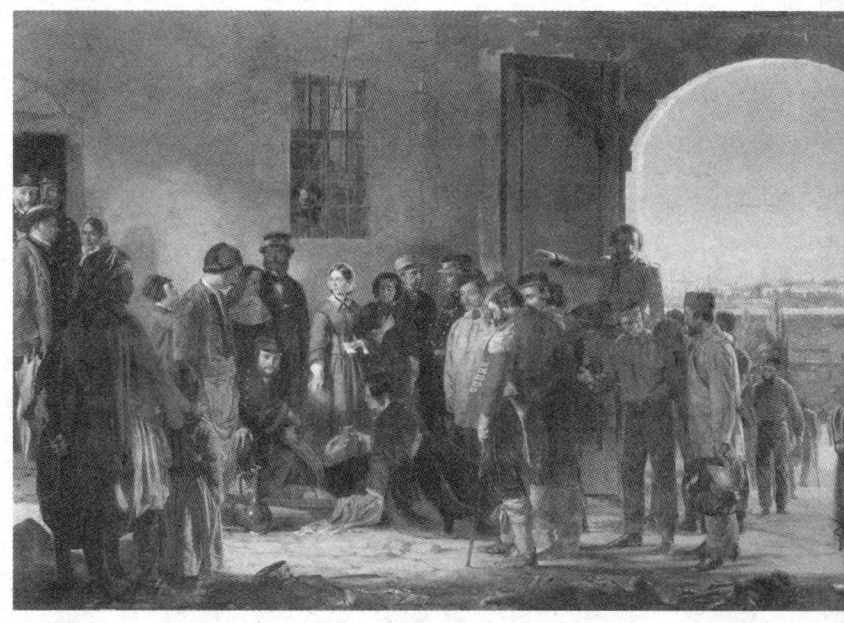

南丁格尔在在斯库台接收伤员

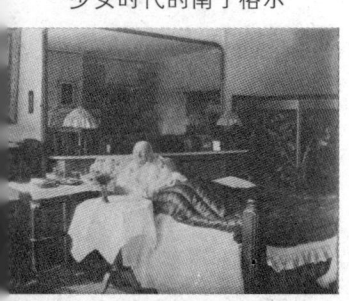

1910年南丁格尔最后的相片

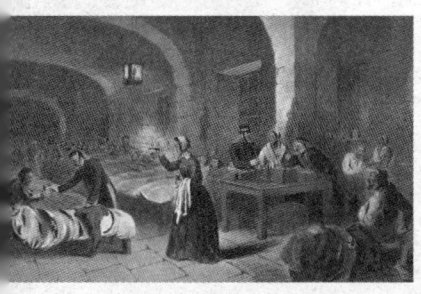

南丁格尔在查看病人

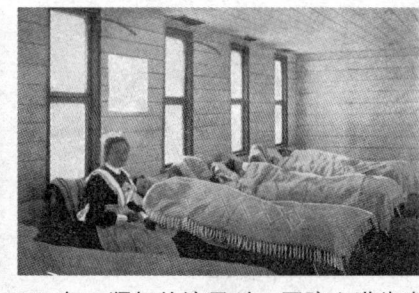

1903年,猩红热流星时,医院人满为患。

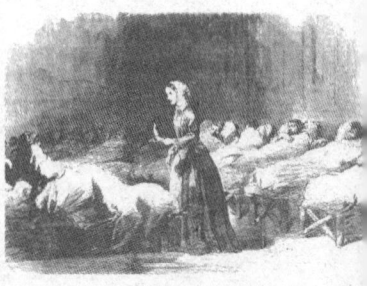

南丁格尔在查看病人

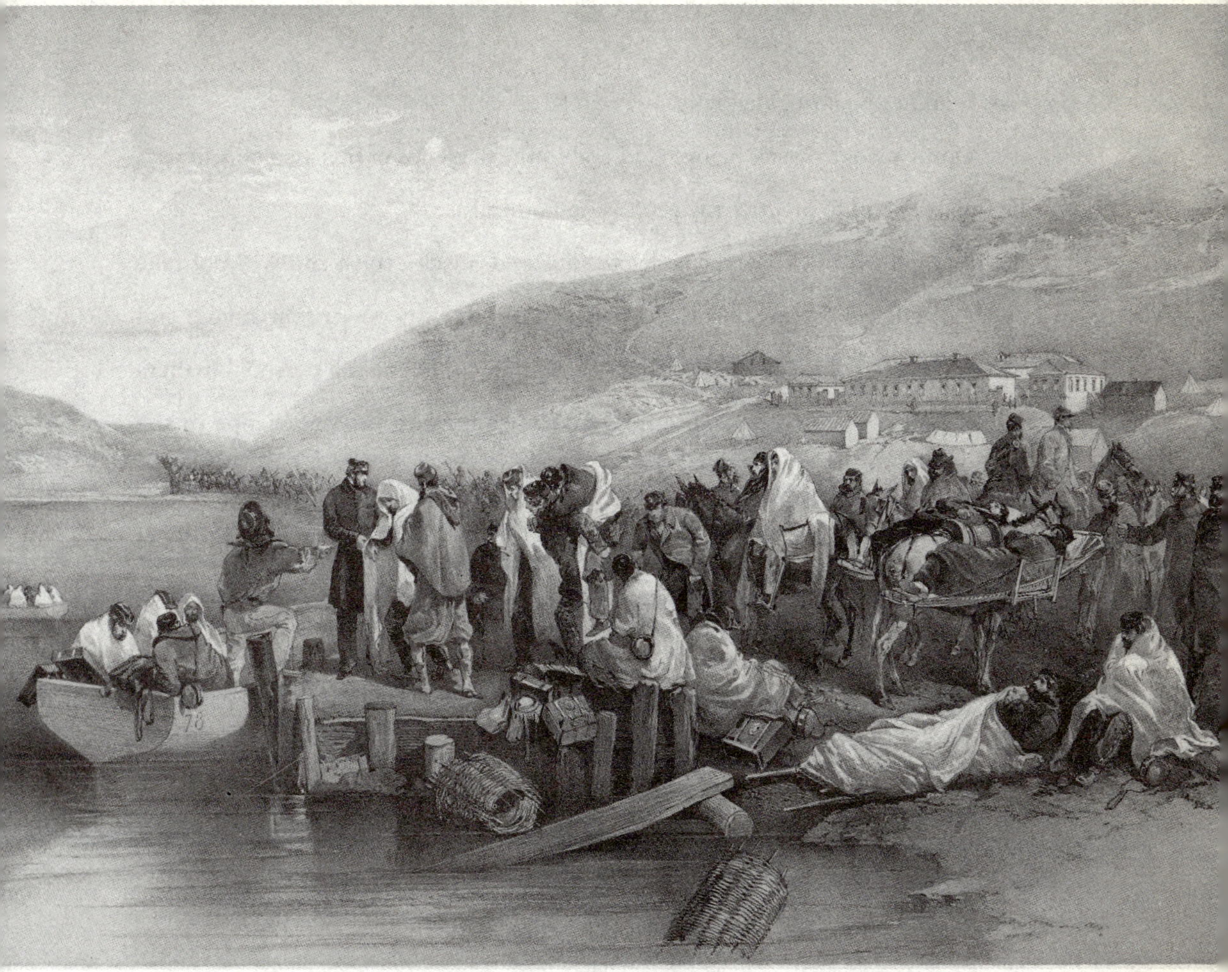

巴拉克拉瓦战役的伤病者

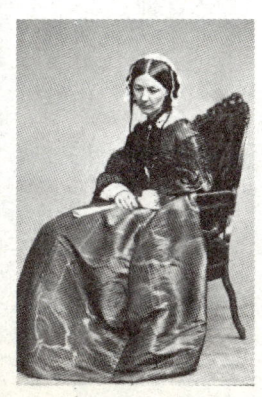

1854 年的南丁格尔

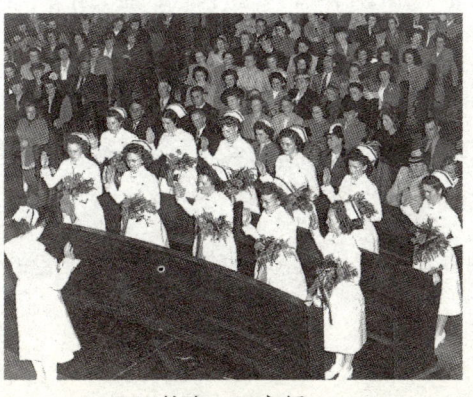

护士入职宣誓

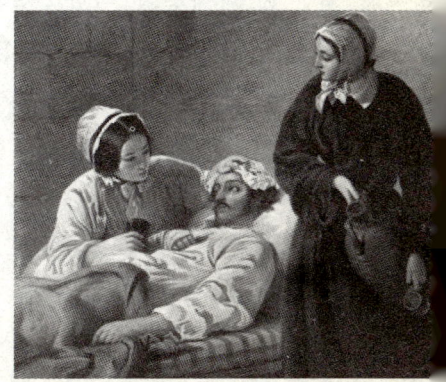

南丁格尔在护理病人

南丁格尔誓言

1 英文誓言

The Florence Nightingale Pledge

I solemnly pledge myself before God and in the presence of this assembly,to pass my life in purity and to practice my profession faithfully.

I will abstain from whatever is deleterious and mischievous, and will not take or knowingly administer any harmful drug.I will do all in my power to maintain and elevate the standard of my profession,and will hold in confidence all personal matters committed to my keeping and all family affairs coming to my knowledge in the practice of my calling.

With loyalty will I endeavor to aid the physician in his work,and devote myself to the welfare of those committed to my care.

2 誓言中译（版本之一）

余谨以至诚，于上帝及会众面前宣誓：终身纯洁，忠贞职守，尽力提高护理之标准；勿为有损之事，勿取服或故用有害之药；慎守病人家务及秘密，竭诚协助医生之诊治，务谋病者之福利。谨誓。

南丁格尔遗言

1．"我死了，请你们把我埋在父母的身边。请记住，千万不要举行什么热闹的葬礼，送葬的人只要两位就行了。知道吗？"

2．能够成为护士是因为上帝的召唤，因为人是最宝贵的，能够照顾人使他康复，是一件神圣的工作。

3．护士必须要有同情心和一双愿意工作的手。

4．人生欲求安全，当有五要：一清洁空气；二澄清饮水；三流沟渠；四扫洒屋宇；五日光充足。

5．找藉口好吗？我的成功归於：我从不找借口，也绝不接受借口。